Hoffen und die Lust zu leben

# Klaus-D. Hüllemann

# Hoffen und die Lust zu leben

## Wie wir in der Ausrichtung auf Gesundheit und Glück Energie und Kraft finden

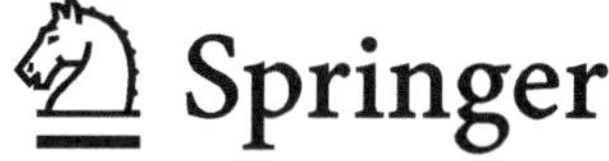

Klaus-D. Hüllemann
Internistische und Psychotherapeutische Fachpraxis,
Bergen und München, Deutschland

ISBN 978-3-662-61406-8          ISBN 978-3-662-61407-5    (eBook)
https://doi.org/10.1007/978-3-662-61407-5

Die Deutsche Nationalbibliothek verzeichnet diese Publikation in der Deutschen Nationalbibliografie;
detaillierte bibliografische Daten sind im Internet über http://dnb.d-nb.de abrufbar.

*Für Gitti*

# Geleitwort

„Das Zuhören ist eine Kunst an sich. Wenn wir mit stillem und konzentriertem Geist zuhören, ist es möglich, tatsächlich für das empfänglich zu sein, was die Worte sagen ...“[1]

Hoffnung geben braucht Geduld, Achtsamkeit, Zuhörenkönnen.

Hoffnung (an-)nehmen braucht viel Mut zu Neuem.

Wenn wir auf einen hoffnungslosen Menschen treffen, den wir mögen oder dem wir uns in irgendeiner Weise verpflichtet fühlen, geraten wir zunächst selbst in eine hilflose Situation. Hoffnungslosigkeit macht erst einmal hilflos, nimmt uns die Orientierung, die Zielgerichtetheit unseres Lebens. Das kann zu Rückzug oder zu blindem Aktionismus des Helfenden führen. So schrieb mir eine 35-jährige Frau, der ich in ihrer verzweifelten Situation zu helfen versuchte: „Nach unserem heutigen Gespräch bleibt das Gefühl, alles falsch gemacht zu haben, ein Gefühl von Unfähigkeit. Ich schaffe es nicht, mich verständlich zu machen. Auch Sie zweifeln an meinem Bemühen, als ob ich mich nur mehr anstrengen müsste. Für mich hat das keinen Sinn.“

Das Gefühl der Hoffnungslosigkeit benötigt Klärung: Bin ich mir eins mit mir selbst, kann ich anderen vertrauen, mit ihnen eins sein, werden? Und bin ich in der Lage, Kontrolle abzugeben, mich einem anderen unterzuordnen, seinen mir aufgezeigten Weg mitzugehen? Oder, schlimmer, herrscht Krieg in mir, innerer Zwist, der mich unter anhaltendem Stress hält, mein autonomes Nervensystem in eine chronische Flucht-oder-Kampf-Reaktion oder in einen eingefrorenen Zustand der Gefühllosigkeit versetzt?

---

[1] J Goldstein, zit. nach Föllmi O, Föllmi D (2003) Die Wahrheit des Buddhismus Tag für Tag (30. August). Knesebeck, München.

Bei allen drei Reaktionsmustern meines Organismus wird meine gesamte Energie dazu gebraucht, mich zu schützen, das Überleben meines Körpers zu sichern. Mein denkendes Gehirn ist blockiert, einzig und allein mein Zwischenhirn und mein Stammhirn bestimmen meine Gefühle, mein Denken und mein Handeln. Es ist eine Sackgasse, in die ich geraten bin.

In dem Bemühen, aus dieser Sackgasse wieder herauszukommen, besteht die große Gefahr, in Resignation, geistige und körperliche Erschöpfung zu geraten. Nur noch schlafen, nicht denken, fühlen, handeln zu müssen, ist der einzige Handlungswunsch, der bestehen bleibt.

Da das Bedürfnis, zu einer Gemeinschaft zu gehören, zu unseren Grundbedürfnissen zählt, wir aber im Zustand der Resignation und des Rückzuges für unsere Mitmenschen keine Attraktivität mehr besitzen und häufig auf Ablehnung und Ausgrenzung stoßen, wird unsere Verzweiflung an uns selbst und unserem Leben zunehmend größer. Wir scheinen in einem Teufelskreis gefangen.

Wo sollen wir beginnen, um aus dem inneren Gefängnis zu entweichen?

Sind wir mit uns eins? Der erste Schritt wäre vielleicht, dass wir uns erst einmal über uns selbst Gedanken machen, uns über uns klar werden, mit uns selbst ins Gespräch kommen. Wer bin ich, und wie viele unterschiedliche Persönlichkeitsanteile besitze ich? Wer und was möchte was, wie? Welcher Anteil in mir braucht Unterstützung, Trost, und welche zerstörerischen Anteile müssen begrenzt oder für eine hilfreichere Handlungsweise umprogrammiert werden?

Es wird deutlich, wie komplex und damit riesig diese Aufgabe ist, wie groß unser Bedürfnis nach Erlösung ist. Wie soll sich also neue Hoffnung gestalten?

Beginnen wir mit dem Entwickeln oder Neuauffinden von Talenten und Fähigkeiten, mit der Wiedererlangung und Wiederentdeckung von guten Gefühlen und körperlichem Wohlsein. Es sind psychische und physische Ressourcen, die unsere Selbstachtung und unseren Selbstwert stärken.

In der energetischen Psychologie gibt es den Satz: „Liebe und akzeptiere dich so, wie du bist." Hoffen können hat etwas mit Selbstachtung und Sich-selbst-lieben-Können zu tun. Um dies zu wissen, müssen wir uns erst einmal selbst wahrnehmen. „Wir können unsere eigene Situation als Himmel oder Hölle erfahren – alles hängt von unserer Wahrnehmung ab", schreibt Pema Chödrön.[2]

Und wir sollten darüber nachdenken, ob eine enge Übereinstimmung zwischen unserer Selbstwahrnehmung und der Realität besteht, die unser Selbst-

---

[2] P Chödrön, zit. nach Föllmi O, Föllmi D (2003) Die Weisheit des Buddhismus Tag für Tag (26. Februar). Knesebeck, München.

vertrauen, unseren Selbstwert mitbestimmt. Besitzen wir genügend Grundvertrauen, Autonomie, Initiative, Leistungsfähigkeit und Leistungsmöglichkeit?

Die Beispiele in den folgenden Kapiteln erzählen von diesen Eigenschaften, deren Besitz mir eine Grundvoraussetzung zu sein scheint, um Hoffnung gestalten zu können. Freude, Neugier und Spieltrieb, die wir aus der Kindheit kannten, können zum Ausgangspunkt werden, zu Ressourcen. Diese wunderbaren Gefühle, die der Hoffnung zugehörig sind, gilt es wiederzuentdecken.

Eine wichtige Aufgabe des Helfenden ist, Halt zu geben, festzuhalten, den Hoffnungslosen auf dem Pfad des Lebens mit heilenden Händen zu halten, im Bewusstsein der möglichen Gefahr neuerlicher Enttäuschungen und Verletzungen.

Der Hoffnung Gebende ist zugleich Zeuge des Schlimmen, Begleiter und Tröster des hoffnungslos Verzagten. Die Kinder in uns brauchen erst Trost, um neue Hoffnung schöpfen zu können und das Schlimme, den damit verbundenen Schmerz, vergessen zu können. Sie müssen sich sicher, aufgehoben fühlen können, sich gehalten, angenommen, bejaht und geliebt wissen. Erst dann haben sie Freude an und Mut zu neuem Spiel, Mut, ein neues Wagnis einzugehen.

Für die Erwachsenen in uns bleibt Trost ein Wagnis: Will der andere mich trösten, oder tröstet er mit dem, was er sagt und tut, nur sich selbst? Sieht er seine eigenen Vorteile darin?

Einem Trost gebenden Menschen fällt es schwer, einen nicht gemochten anderen zu trösten, also ist die Frage gerechtfertigt: Wem soll der Trost dienen? Andererseits sei die Frage zugelassen: Ist der Bedürftige überhaupt in der Lage, den Trost anzunehmen? Wenn innere „Saboteure" auf der Lauer liegen, jede Annäherung und lieb gemeinte Worte und Gesten abwehren, verliert der Trost seine Kraft.

Trost spenden und annehmen ist ein liebender Akt.

Die Leserinnen und Leser mögen entscheiden, wie viel Lust, liebende Zuwendung, Mut zum Hoffen die folgenden Kapitel ihnen geben und wie die Hoffnung aussehen soll, die sie als selbstständige, unabhängige Wesen benötigen, um erneut hoffnungsvoller und erfüllter leben und lieben zu können.

Bergen im Chiemgau    Brigitte Hüllemann

Mai 2020

# Vorwort

„Dürfen wir Sie überfallen?" So oder ähnlich begann der elektronische Brief, den ich vor gut zwei Jahren vom Springer-Verlag aus Heidelberg erhielt. Neugierig gemacht, sagte ich Ja. Es ging darum, ein Buch mit dem Arbeitstitel „Hoffen" zu schreiben. Hoffen ist das zentrale Thema, das in meiner Arbeit als klinisch tätiger Arzt und Therapeut in irgendeiner Form immer mitschwingt, in Verbindung mit Angst, mit Besserung oder Heilung, auch als Sehnsucht und Glück.

Hoffen ist eine Gemütsbewegung, die Vielfältiges bedeuten kann. Im allgemeinen Sprachgebrauch wird das Wort „Hoffen" oft randunscharf, ja nebulös. Im religiösen Kontext gehört Hoffen zum Glaubensbekenntnis (hier im Wortsinn gemeint). Ganz allgemein steht das Wort eher auf der positiven Seite des Lebens, aber das war's dann auch schon mit einem hinlänglich verbindlichen gemeinsamen Verständnis.

Ist „Hoffen" oder „Hoffnung" – ich verwende diese Wörter synonym – als eine übergeordnete, umgreifende Einheit überhaupt vorstellbar? Ich kann mir Hoffen wie einen bunten Teppich vorstellen, der aus vielen unterschiedlich geformten Webstücken, gefertigt aus unterschiedlichen Materialien, zusammengeflickt wurde. Diese Vorstellung hat Folgen. Da kann man sich für ein Sachbuch zum Thema Hoffen nicht auf Leitlinien internationaler Fachgesellschaften beziehen wie beim Diabetes oder Bluthochdruck. Eine Definition von Hoffnung würde den Begriff zu sehr einschränken und zudem die Gefahr der Ideologisierung bergen. Ich stütze mich bei diesem Buch vielmehr auf meine jahrzehntelange Erfahrung als internistisch tätiger Arzt, Sportmediziner und Psychotherapeut. Meine Grundlage sind Patientengeschichten. Und Hoffnung ist der Mensch, der hofft. Das ist die ganze vielfältige Wahrheit. Ich mache Angebote.

In Kap. 2 wird die Entstehung des Wortes „Hoffen" aus einer Kombination von Gemütsbewegung und Körperbewegung erklärt. Für die Verbreitung und für die Art, wie Hoffen ansteckend wirkt, werden wissenschaftliche Forschungsergebnisse angeführt. Kap. 3 zeigt am Beispiel der Paralympics, dass Hoffen die Welt verbessern kann. Kap. 4 handelt von Hilfen bei Schicksalsschlägen. In Kap. 5 wird Hoffnung in drei Arten untergliedert: die Glücksspielhoffnung, die tapfere Hoffnung und die sinngebende Hoffnung. Das Unverhoffte der Hoffnung, das Zufällige, das Schicksal- und Fügungshafte wird am Beispiel außergewöhnlicher Ereignisse in Kap. 6 diskutiert. Was Hoffen fördert, erläutert Kap. 7. In Kap. 8 und 9 wird Hoffen am Beispiel der Vorsorge für die eigene Gesundheit konkretisiert – mit ausführlicheren Hinweisen: Was muss man über Gesundheit wissen, und was sollte man tun? Für den Fall, dass medizinische Hilfe erforderlich ist, werden Anregungen gegeben, wie die erkrankte Person ermächtigt werden kann, die Steuerung ihrer Gesundheit in den eigenen Händen zu behalten. Kap. 10 fasst das Anliegen des Buches zusammen: Es liegt in der Natur des menschlichen Organismus, dass wir immer üben, tun und schaffen müssen, um unsere biopsychosozialen und mentalen Fähigkeiten, Funktionen und Strukturen so gesund wie möglich zu erhalten. Das ist eine Sisyphosarbeit. Sie kann **die Arbeit eines glücklichen Sisyphos** sein – ohne die Zwänge von Mythen. Üben kann das Gefühl von Glück hervorrufen. Wir müssen nur frei und mit Verstand auswählen, welche der erforschten Grundlagen für dieses Üben in unsere Lebensbereiche und zu unseren Neigungen passen.

Ich trete dafür ein, dass Hoffen eine große Chance im Leben bedeutet. Dafür machen besonders die Fallgeschichten Angebote. Die Leserin und der Leser können auswählen. Das Thema Hoffnung wurde vor diesem Hintergrund nicht nach einem durchgängigen Konzept bearbeitet wie in einem Lehr- oder Anleitungsbuch. Es hat, wie schon erwähnt, die Struktur eines „Fleckerlteppichs" – so nannte der verstorbene österreichisch-amerikanische Kybernetiker Heinz von Foerster seine wissenschaftlichen Arbeiten. Seine Maxime, „nicht zu behaupten, wo man nur vermuten kann", ist auch in dieses Buch eingeflossen.

Das Buch möchte Mut machen, sich um ein gesundes und lustvolles Leben zu bemühen. Es soll auffordern: **Habe den Mut, glücklich zu sein.** Würdevoller klingt's lateinisch: Aude felix esse.

Zum Schutz der Menschen, die ich ärztlich oder psychotherapeutisch behandelte oder die sich mir im Bekannten- und Freundeskreis anvertrauten, habe ich in den Fallgeschichten nicht nur die Namen geändert, sondern auch äußere Merkmale wie den Beruf. Manchmal wurde auch ein anderes Geschlecht gewählt.

In Bezug auf eine geschlechtergerechtere Sprache gibt es gegenwärtig im deutschen Sprachraum viele Diskussionen. Gelegentlich schien es mir geboten, ausdrücklich beide Geschlechter anzusprechen wie bei der Anrede eines Vortragspublikums. Ansonsten habe ich mich am alltäglichen Sprachgebrauch orientiert. Wenn ich mich an die Leserin wende, soll sich auch der Leser angesprochen fühlen und umgekehrt.

Bergen im Chiemgau                                    K. -D. Hüllemann

Mai 2020

# Danksagung

Ich danke allen, die mir Vertrauen schenkten und mich an ihren Lebensgeschichten teilhaben ließen, besonders meinen Patientinnen und Patienten. Grundlage des Buches sind Auszüge aus diesen Lebensgeschichten, die hier in anonymisierter und pseudonymisierter Form wiedergegeben wurden. Frau Radecki vom Springer Verlag in Heidelberg gab den Anstoß zu diesem Buch. Sie und Frau Dr. Dür haben mich geduldig beraten – herzlichen Dank dafür. Meiner Frau, die die gleiche berufliche und wissenschaftliche Ausbildung hat wie ich, danke ich sehr für die konstruktive und kritische Begleitung des Buches und die liebevolle Atmosphäre, die sie mir während der Arbeit daran bereitet hat. Frau Fuchs hat die Lektoratsarbeit mit talentiertem Sprachgefühl ausgeführt. Die Zusammenarbeit mit ihr war so lebensfrisch und motivierend, wertvoll für das Buch und den Autor, dafür herzlichen Dank. Besonders danke ich M. Schmid-Neuhaus für ausgiebige Diskussionen und stetige Ermutigungen. Weiterhin bedanke ich mich für den wertvollen Gedankenaustausch und für Anmerkungen und Anregungen bei: U. Anker, G. Ehlers, A. und K. Hofmann, D. Kallinke, W. Kaul-Schwarz, R. Rüdel, H. Milz, G. Schmid-Neuhaus, H. Schrewe und A. Trojan.

# Inhaltsverzeichnis

# Über den Autor

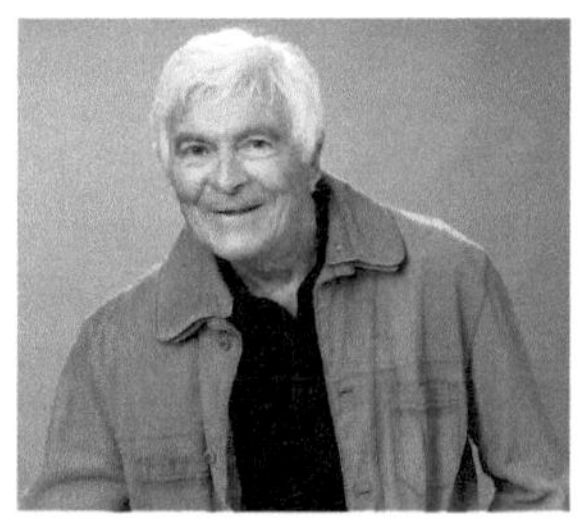**Prof. Dr. med. Klaus-D. Hüllemann** ist Facharzt für Innere Medizin, Facharzt für Psychosomatische Medizin und Psychotherapie, Sozialmedizin, Sportmedizin und Rehabilitationswesen. Nach dem Medizinstudium in Frankfurt am Main (wo er parallel ein Teilstudium der Psychologie und der Philosophie absolvierte) und in Heidelberg habilitierte er sich für Innere Medizin. Als Professor für Innere Medizin war er zunächst am Universitätsklinikum Heidelberg, später an der Medizinischen Fakultät der Universität München tätig. Von 1976 bis 1977 war er Chefarzt an der Herz-Kreislauf-Klinik Höhenried am Starnberger See, von 1977 bis 2004 Ärztlicher Direktor der Klinik St. Irmingard in Prien am Chiemsee. Heute ist er in einer Privatpraxis in München und Bergen am Chiemsee tätig. Von 1984 bis 1992 war er Projektleiter in der Deutschen Herz-Kreislauf-Präventionsstudie, die vom Bundesministerium für Bildung und Forschung sowie dem Bundesministerium für Gesundheit gefördert wurde. Zudem war er Gründer und Betreuer (als Arzt und Sportübungsleiter) der ersten Deutschen Herzsportgruppe im Deutschen Sportbund (Ludens Club e.V. 1968 Heidelberg), Gründer und langjähriger Vorstandsvorsitzender (heute Ehrenvorstand) des Deutschen Netzes Gesundheitsfördernder Krankenhäuser und Gesundheitseinrichtungen (DNGfK e.V.), initiiert von der WHO. Er ist wissenschaftlicher Beirat der Milton Erickson Gesellschaft für klinische Hypnose und Autor von mehreren, zum Teil in weitere Sprachen übersetzten Fachbücher und weit über 300 Beiträgen im internationalen Fachschrifttum.

# 1

## Einleitung

Das Einleitungskapitel handelt vom großen Spektrum des Hoffens. An oberster Stelle steht die aktive Gestaltung des Hoffens: Hoffnung ist der Muskel schöpferischen Lebens. Zweitens hilft Hoffen, Kummer und Nöte zu überwinden. Und dort, wo Hoffen kaum noch erkennbar ist, muss drittens ihr Neuaufbau behutsam vorbereitet werden.

Hoffen, so könnte man die Lebensgeister nennen. Doch Hoffen ist manchmal gar nicht so leicht. Nur wer die Hoffnung kennt, kann hoffen. Menschen, denen die Hoffnung vergönnt, Gipfel zu erreichen, Weite zu erblicken und in die Zukunft zu greifen, brauchen **Kraft und Mut**.

Hoffnung kann enttäuschen und kann verloren gehen. Auf der anderen Seite kann sie Lichtblick und Weg sein und so helfen, die dunkle Lethargie von Kummer, Leid und Not zu überwinden. Wenn dann das erste Tageslicht sich zeigt, kann neues Wirken und Schaffen beginnen. Diese Hoffnung findet derjenige leichter, der vorbereitet ist. Er kann Hoffnung auch besser annehmen.

Menschen, die an schwerer Hoffnungslosigkeit leiden, kann man erst dann mit Hoffnung gut zureden, wenn das Schlimmste überstanden ist, die Betreffenden sich beruhigt haben und sich sicher und geborgen fühlen.

**Hoffnungslosigkeit und Depression** sind eng verwandt. Ein schöner Tag vertreibt in der Regel keine schwere Depression. Im Gegenteil: Wer einen schwer depressiven Menschen wohlmeinend auf die helle Sonne, den blauen Himmel und die lieben Schäfchenwolken hinweist, bedrückt ihn noch mehr,

© Springer-Verlag GmbH Deutschland, ein Teil von Springer Nature 2020
K.-D. Hüllemann, *Hoffen und die Lust zu leben*,
https://doi.org/10.1007/978-3-662-61407-5_1

wird ihm so doch nur stärker bewusst, dass ihm die Freude an einem schönen Tag – wie an allem anderen auch – verwehrt ist.

Menschen mit **beschädigtem Selbst**, die anfällig sind für eine Depression und nicht hoffen können, lehnen Hoffnungsangebote oft vehement ab. Selbst Minimalangebote, wie sie in den üblichen Höflichkeiten anklingen – „Ich wünsche Ihnen ein schönes Wochenende" –, werden unbeteiligt zur Kenntnis genommen. Vielleicht ist es nicht unbedingt tiefe Hoffnungslosigkeit, wenn jemand gerade keine Hoffnung hat. Aber auch für diesen Menschen ist „Hoffnung machen" eher keine „Erste Hilfe".

Wie bei einem Knochentrauma, bei dem Ruhigstellung, eine sichere Umgebung und Schmerzmittel verordnet werden, bis die Schwellung abgeklungen ist, sind bei einem seelischen Trauma ein **sicherer Ort**, eine **liebevolle, stabile Helferperson** und **Trost** notwendig. Am „sicheren Ort" darf geweint und gehadert werden. Die liebevolle Helferperson hält das aus und bleibt anwesend. Oft verkörpert sie eine unerschütterliche Hoffnung – ein Samenkorn, das irgendwann aufgehen und dem traumatisierten Menschen helfen kann, wieder Hoffnung wachsen zu lassen.

Die Hoffnung verblasst besonders oft, wenn jemand von einer lebensbedrohlichen Krankheit betroffen ist. Ich erinnere mich an einen Patienten, der nach einer kritischen chirurgischen Operation nicht in der Lage war, Hoffnung für sein weiteres Leben zu empfinden, und – falls es denn ein längeres Überleben geben würde – nicht wusste, wie es zu gestalten sei. Seine Ehefrau hoffte, nach eigenem Bekunden, **felsenfest.** Sie zeigte ihre starke Hoffnung, indem sie ihrem Mann täglich Himbeeren ins Krankenhaus brachte. Er hatte einen Widerwillen gegen die Krankenhausnahrung entwickelt, aber immer Appetit auf Himbeeren.

Erst wenn eine gewisse **seelische Stabilisierung** erreicht ist, kann behutsam neue **Hoffnung aufgebaut** werden. Das dauert meist viel länger als der erneute Muskelaufbau, der nach einem Knochenbruch nötig wird.

Bei einem vorwiegend orthopädischen Trauma, einem Beinbruch beispielsweise, muss immer eine medizinische Fachperson die Behandlung leiten. Beim seelischen Trauma der Hoffnungslosigkeit hängt es von der Art und Schwere des Traumas und von der Widerstandsfähigkeit der betroffenen Person ab, welche Anforderungen an Helfer zu stellen sind. Glücklich kann sich schätzen, wem eine stabile, liebende Person Hoffnung spendend zur Seite steht. Zusätzlich hilft manchmal eine **vertiefte Beratung** oder ein **Coaching**. Meiner Ansicht nach sollte fachpsychotherapeutische Hilfe zudem früher aufgesucht werden, als dies bislang die Regel ist.

Mit der Hoffnung verhält es sich oft so wie mit der Gesundheit: Erst ihre Beschädigung oder gar ihr Verlust machen sie uns bewusst. Auch wenn wir gesund sind, sollten wir deshalb die Gesundheit pflegen, nicht nur vorbeugend gegen Krankheit, sondern im Sinne des Gedankens, dass es so etwas wie die „große" und die „kleine Gesundheit" gibt.

So mag es auch mit der Hoffnung sein: **Bei dem, was wir vom Leben erwarten, können wir klein, aber auch groß hoffen – für die Lust zu leben.**

# 2

# Hoffen verstehen: Klärungen

In diesem Kapitel erfahren Sie, wie Hoffen das Gemüt immer in enger Verbindung mit dem Körper bewegt. Wenn der Körper hüpft, wie der Gewichtheber Steiner beim Gewinn der olympischen Goldmedaille, wird die große Energie, die im Hoffen steckt, besonders sichtbar. Das Verb „hoffen" ist wohl eng verwandt mit dem Verb „hüpfen" (mittelhochdt. „hupfen", angelsächs. „hoppan"). Wer hofft, geht aus sich heraus, macht sich weit (Bloch 1959, S. 1). Hoffen beflügelt. Hoffnungslosigkeit verengt und lähmt. Hoffnung ist das Lebensprinzip kranker Menschen. Hoffen hilft zum Überleben wie zum Leben überhaupt. Auch weist Hoffen über Erwartungen und Wünsche hinaus. Hoffen ist Lust zu leben.

## 2.1 Hoffen ist erschließbar durch Bilder und Lebensgeschichten

„Die Hoffnung", so Nietzsche (1967, S. 541), „ist der Regenbogen über den herabstürzenden jähen Bach des Lebens, hundertmal von Gischt verschlungen und sich immer von neuem zusammensetzend, und mit zarter schöner Kühnheit ihn überspringend, dort wo er am wildesten und gefährlichsten braust."

Es hofft der Mensch, solang er denkt und lenkt.

**Hoffen ist immer mit körperlichem Erleben verbunden**
Wenn Hoffen in einen psychologischen, philosophischen oder religiösen Zusammenhang gebracht wird, wird meist die enge Verbindung zum Körper vernachlässigt. Die körperlichen Reaktionen reichen vom Hüpfen im Freu-

© Springer-Verlag GmbH Deutschland, ein Teil von Springer Nature 2020
K.-D. Hüllemann, *Hoffen und die Lust zu leben*,
https://doi.org/10.1007/978-3-662-61407-5_2

dentaumel bis zum Schauer der Gänsehaut durch die Kontraktion der winzigen Muskeln, welche die Körperhaare aufrichten. Hoffen wird von einer Gemütserregung gezündet, und die freigesetzte Energie bringt den Organismus auf Trab, also in eine zügige Bewegung. Erwachsenes Hoffen verlangt nach Tun und Schaffen.

Die Fähigkeit zu hoffen ist eine unterschiedlich intensiv ausgebildete Begabung. Hoffen hilft, dass das Leben gelingt. Für Hoffen legen wir keine Definition fest. Hoffen, das ist der Mensch, der hofft. Wir lernen an den Beispielen.

### Entstehungsgeschichte des Wortes „Hoffen"

Wörter sind nicht einfach „da", sie sind etwas Gewordenes, sie haben sich entwickelt – häufig aus körperlichen Handlungsweisen, oft als Metaphern: Ich platze vor Freude; ich stehe auf dem Boden der Tatsachen; ich werfe einen Blick in die Zukunft.

Das Verb „hoffen" ist ab dem 9./10. Jahrhundert nachzuweisen und vermutlich eng verwandt mit dem Verb „hüpfen" (angelsächs. „hoppan", niederdt. „hoppen", althochdt. „hupfan") (Grimm und Grimm 1984). Immer bewegt sich etwas, springt aus dem dahinfließenden menschlichen Leben: Das Leben hat begonnen, wenn die Mutter „guter Hoffnung" ist und das Kind in ihrem Leib hüpft. Jahre später zappelt das Kind vor der verschlossenen Tür des weihnachtlich geschmückten Zimmers („Gibt es wohl das gewünschte Handy?"), und vor der Ausgabe der Zeugnisse („Hoffentlich in Englisch doch keine Fünf …") grummelt es im Bauch.

Wir wollen unserer Fantasie freien Lauf lassen und spekulieren, wie in der Menschheitsgeschichte aus einer **starken Gemütsbewegung**, die zusammen mit einer **starken Körperbewegung** eine Einheit bildet, das Wort „Hoffen" entstanden ist.

Es ist anzunehmen, dass auch schon vor vielen Hundert oder gar Tausenden von Jahren Menschen Luftsprünge vollführten, ohne den äußeren Anlass eines im Weg liegenden Baumstammes, über den man hüpfen musste. Aufgestaute innere (Hoffnungs-)Energie befreite sich, weil die Freude über das Erreichte (= die Erfüllung des Hoffens) den seelischen (emotionalen, mentalen) Mantel sprengte. Die Energie schoss in die Glieder – Luftsprünge. Die durch das Hüpfen so augenfällige Begeisterung steckte alle an, die das Spektakel sahen (s. Abschn. 2.9). Das regte sie so an und auf, dass sie anderen davon erzählen mussten. Im Laufe der Zeit reduzierten sich die Erzählungen auf die Kurzform eines typischen Merkmals: hoppen – hoffen.

Auch wenn wir heute in unserem Bewegungsdrang gezähmt sind, werden wir emotional *und* körperlich mitgerissen, bewegt, wie im unten folgenden

Beispiel. Zumindest macht es Gänsehaut durch die Kontraktion der winzigen Muskeln, welche die Körperhaare aufrichten. Wenn ein solcher spannender Zustand eintritt, ist die **körperliche Reaktion** oft als Erstes spürbar, danach erst folgt die vom Gefühl gesteuerte **Deutung**, hier: Freude. Es kann auch sein, dass die körperliche Reaktion isoliert eintritt (von der betroffenen Person gar nicht bemerkt wird) und kein dazu passendes Gefühl ins Bewusstsein drängt. Dann kann Freude oder Hoffnung nicht *bewusst* erlebt werden (s. Abschn. 3.3).

## 2.2  Hoffen ist ansteckend: die Gold-Story des Matthias Steiner

Wenn wir auf Youtube das Video ansehen, das zeigt, wie der Gewichtheber Matthias Steiner bei den Olympischen Spielen in Beijing 2008 die Goldmedaille gewann (Olympic Channel 2015), erkennen wir, besser: **erleben** wir, wie der Körper im Bewegungssturm die Energie verbrennt, die nach der Erfüllung langen Hoffens frei wird. Wir sehen Steiner schier endlos hüpfen und werden davon angesteckt. Der Bewegungssturm spiegelt sich in uns (s. Abschn. 2.9). Wir können gar nichts dagegen tun: Es bewegt uns. Diese Szene wie auch die Szene bei der Siegerehrung, bei der er die Goldmedaille in der rechten Hand und das Bild seiner verstorbenen Frau in der linken Hand hielt, gingen um die Welt und sind unvergesslich. Was damals in Steiners Innerem vorging, beschreibt er später mit den Worten „Wahnsinn, Wahnsinn …" („Gold für Gewichtheber Matthias Steiner", Tagesspiegel 2008), ein Gefühl, „als würden tausend Ketten wegsprengen" („Ewige Helden", Vox 2019). Im „Endeffekt" sei es „ein Gefühl des Dankes" gewesen (Zapella 2019). Dankbarkeit ist eine der wichtigsten Eigenschaften, die Hoffen fördern, wie wir in Kap. 7 sehen werden. Hoffen ist Bewegung in eine Richtung, in der das Leben am stärksten gespürt wird. Die **Bewegung** betrifft nicht nur den Körper, sondern auch das Gefühl, den Verstand, die Seele und den Geist.

**Hoffen hilft, Schicksalsschläge durchzustehen**
Ein Jahr vor den olympischen Spielen hatte Matthias Steiner seine Frau durch einen Autounfall verloren. Ein 57-jähriger Mann war mit seinem SUV auf der Gegenfahrbahn frontal auf den Kleinwagen von Steiners 22-jähriger Ehefrau Susann gekracht.

Der schlimme Schicksalsschlag, der plötzliche Tod seiner geliebten Frau, lähmte ihn nicht völlig. Er verkroch sich nicht vor der schmerzenden Wirklichkeit. Ihm war bewusst, dass kein Jammern seine Frau wieder lebendig machen und dass er immer tiefer in Kummer versinken würde, wenn sein Trainingswerk zu Ende wäre. So trainierte er trotz seines Kummers weiter. Auch die Diagnose eines Diabetes Typ 1 schon in jungen Jahren hatte ihn in seiner sportlichen Entwicklung nicht lange bremsen können, obwohl Ärzte ihm geraten hatten, den Leistungssport aufzugeben. Trotz dieser Widrigkeiten verlor er die Hoffnung nicht. Dem Widerstand trotzen, das kannte er von seinem Krafttraining, denn das ist Widerstandstraining. Wenn der Muskel dabei erschöpft wird, erholt er sich anschließend und kompensiert nicht nur die Erschöpfung: Es kommt zur **Überkompensation** und so zur **Kraftsteigerung**. Das ist allerdings ein langsamer Prozess, der viel Geduld und Disziplin erfordert.

### Die Geburt der Hoffnung aus der Motorik des Körpers

„Das Leben erfolgreich stemmen" (Steiner 2009) ist das Lebensmotto des Olympiasiegers Matthias Steiner. Hoffen wird konkret im Stemmen, also im Tun und Schaffen. Steiner wünschte sich, der Beste in seiner Sportart zu werden. Er trainierte diszipliniert. Viele Siege bei Wettkämpfen ließen ihn hoffen, auch Olympiasieger zu werden.

Hoffen will handfest sein. Hohe Motivation (= **Beweg**-Gründe), Energie und Disziplin sind die Baumaterialien, damit Hoffen etwas Handfestes wird – das Hand**werk** Hoffen. In Tausenden Stunden hatten sich die Finger von Matthias Steiner um die Hantelstange gekrallt. Sein Werk war das **Begreifen** und das **Bewegen** der Hantelstange mit den schweren Gewichten. Das ist ein Beispiel für die Geburt der Hoffnung aus der Motorik des Körpers.

### Hoffen ist der Mensch, der hofft

Steiners Gemütsbewegung und seine Köperbewegung sind eine ursprüngliche Einheit, die „Gestalt" seiner Hoffnung. Jeder Mensch braucht **seine** seelisch-körperliche Einheit für eine starke Hoffnung. Durch „Domestizierung" wurde bei den meisten heutigen Menschen die Körperbewegung gezähmt, aber es gibt sie noch – manchmal nur angedeutet, wenn der Atem stockt und die Augen groß werden.

### Hoffen ist auch Haltung

Matthias Steiner ist ein Beispiel dafür, dass Hoffen eine Haltung ist, die durch *Tun* etwas Handfestes schafft. Er akzeptiert die Gegebenheiten (auch die widrigen, wie den Tod der Ehefrau und den Diabetes). Er wird von seinem Optimismus angetrieben, bessere Lösungen zu suchen. Er kann Rat und Hilfe annehmen. Dann setzt er seine Erkenntnisse selbstverantwortlich in die Tat um: Er **tut** etwas: Gewichtsabnahme, gesunde Ernährung, Sport, neue Partnerschaft, Beruf (so entwickelte er das Abnehmprogramm „Steiner-Prinzip" und schreibt Bücher), Tanzen und Singen. Steiners Hoffen ist ein reifes, erwachsenes Hoffen im aktiven, konkreten Tun. Kindliches Hoffen ist eher passiv.

## 2.3 Kindliches Hoffen: Traumatisierungsgefahr durch Bestrafungen

Das frühe, kindliche Hoffen hat überschaubare Ziele, z. B. schöne Sachen (ein Ball, ein buntes T-Shirt). Und Kinder hoffen, nicht ausgeschimpft zu werden, wenn sie etwas „ausgefressen" haben, wenn sie Erwartungen – in der Schule, beim Sport – nicht erfüllen. Eltern können nicht viel falsch machen, wenn sie solche Hoffnungen erfüllen, die sich auf Sachen beziehen, und den Ball, das T-Shirt einfach kaufen, vielleicht als Geburtstagsgeschenk. Doch wenn es beim Hoffen des Kindes nicht um Sachen geht, sondern um die **Vermeidung** irgendeiner Form von Bestrafung, können Eltern viel falsch machen. **Unlustvermeidung**/Lustgewinn gehört zu den Vorgaben, die die Evolution für unser psychisches System eingerichtet hat. Auch Selbstwerterhöhung und Selbstwertschutz gehören dazu. Das psychische System ist beim Kind noch nicht stabil; es ist besonders anfällig für Traumatisierungen. Wenn das Kind bestraft wird, erlebt es seine Unfähigkeit, Unlust zu vermeiden; es konnte sich selbst (sein Selbst) nicht schützen. Alles Hoffen hat nichts genützt! Das kann die Entwicklung des Hoffens zu einer reifen, erwachsenen Form behindern. Das psychische System, zu dem auch Orientierung und Kontrolle gehören, Sinnfindung und Einbindung in eine soziale Struktur, ist Nest und Nährstoff für die volle Ausbildung der Fähigkeit zu hoffen.

## 2.4 Erwachsenes Hoffen: Es gibt nichts Gutes, außer man tut es

Erwachsenes Hoffen verlangt nach Tun und Schaffen. „Vor allem und zuerst die Werke: Das heißt Übung, Übung, Übung!", wie Nietzsche (1954, S. 30) fordert. Wer auf dem Hintern sitzen bleibt, übt nicht. Er lernt nicht, groß zu hoffen, mehr vom Leben zu hoffen, als in einem weichen Sessel zu sitzen. Den moralischen Aspekt des Tuns bringt Erich Kästner auf den Nenner: „Es gibt nichts Gutes, außer: Man tut es" (Kästner 1950). Philosophisch zielt die Aussage von Karl Marx „Das Sein bestimmt das Bewusstsein" (Marx 1859, S. 189) ebenfalls auf das Tun im Sinne eines tat-sächlichen Seins, also eines Seins, das durch die **Sache der Tat** ausgewiesen ist. Und dieses, was tatsächlich im Sein vorhanden ist, bestimmt unsere Absicht, unsere Gedanken, macht Absicht und Gedanken ehrlich und glaubhaft.

Auch wer erwachsen hofft, verliert nicht ganz die kindliche Fähigkeit, auf die Erfüllung überschaubarer sachlicher Ziele zu hoffen: Ein rotes Cabrio oder dass Bestrafungen nicht eintreten, z. B. beim Falschparken. Mit dem Hoffen ist es so wie mit jeder menschlichen Eigenschaft und Fähigkeit: Es gibt Menschen, die haben eine gute Veranlagung, eine gute Begabung. Sie können unterscheiden, **was** sie hoffen wollen und was sie hoffen können. Und sie wissen, **wie** sie ihr Hoffen im Tun und Schaffen gestalten müssen. Aus ihren Lebensgeschichten können dann weniger glücklich Begabte lernen, wie eigenes Hoffen besser gelingen kann. Mut zu hoffen lässt sich aus den Geschichten jener Menschen gewinnen, die trotz schwerer Schicksalsschläge Ja zum Leben sagen, die **trotzdem** hoffen.

## 2.5  Glücksnaturen: die Hochbegabten im Hoffen

Hoffen ist eine Begabung. Glücksnaturen sind Hochbegabte für Hoffen. Sie haben ein Gespür und einen Sinn dafür, jede einzelne Minute, viele Millionen Augenblicke des dahinfließenden Lebens zu leben. Sie leben Dankbarkeit, schöne, verharrende Weite. Das gelingt ihnen nicht nur, wenn die äußeren Umstände günstig sind, sondern auch bei Kummer und sogar nach dem Tod eines geliebten Menschen. Ihr Hoffen setzt die stärkste Energie frei, wenn es auf Angenehmes, Wünschenswertes, Erfolg, Erfüllung, auf Gesundheit, Freude und Glück gerichtet ist. Die Last schwerer Tage scheint ihnen nur halb so schwer zu wiegen.

**Der Pianist Arthur Rubinstein: der „glückhafte Virtuose"**
Arthur Rubinstein war ein glücksbegabter Mensch. Der hochbetagte Pianist schrieb seine Erinnerungen auf und gab ihnen den Titel *Mein glückliches Leben* (Rubinstein 1980). Er bezeichnete sich selbst als Glücksmenschen und als Glückspilz, weil er reisen konnte, unabhängig und sorgenfrei leben konnte, wenig üben musste für sein geliebtes Klavierspiel, anerkannt war und viele freundschaftliche Verbindungen hatte. Er lebte für jede Minute und fragte, was man denn letztlich von einem riesigen Übungspensum habe, durch das man zwar ein noch besserer Pianist werden könne, aber dann verkrampft, mürrisch und unglücklich werde und so das Leben verpasse. Rubinstein war ein gläubiger Mensch. Thomas Mann bezeichnete ihn als „glückhaften Virtuosen" (Bürgin und Mayer 1982, S. 36).

**Der Neurologe und Autor Oliver Sacks: Hoffen auf Dankbarkeit gründen**
Der englische Neurologe Dr. Oliver Sacks ist als Bestsellerautor bekannt. Mit Büchern wie *Der Mann, der seine Frau mit dem Hut verwechselte, Der einarmige Pianist, Über Musik, Gehirn* und *Drachen, Doppelgänger und Dämonen* erreichte er ein großes Publikum. Er starb 82-jährig nach einem langen Krebsleiden. In jungen Jahren verfügte er nicht über eine Glücksnatur wie Rubinstein, erst ab seinen mittleren Jahren war er ausgeglichen und lebensfroh. Fast während seines ganzen Erwachsenenlebens wurde er von einem Psychoanalytiker begleitet. Er scheute sich also nicht, fachliche Hilfe zu suchen und anzunehmen, als er in ein seelisches Tief gerutscht war (Sacks 2015).

Er war ein kreativer Wissenschaftler, ein präziser Beobachter von Krankheitsbildern und für seine Patienten ein einfühlsamer Begleiter. Sacks trieb viel Sport – Gewichtheben, Reiten, Schwimmen – und liebte die Kunst, besonders die Musik. Er spielte regelmäßig Klavier. Seine Schaffenskraft (= sein Hoffen) hielt bis kurz vor seinem Tod an. In seinen letzten Lebenstagen verfasste er das Büchlein *Dankbarkeit* (Sacks 2016). Darin schrieb er, sein vorherrschendes Gefühl sei das der Dankbarkeit. Er habe viel bekommen, sei viel gereist, habe viel gedacht und geschrieben. Es sei für ihn ein „Privileg und ein Abenteuer" gewesen, auf so einem „schönen Planeten" gelebt zu haben (Buchrückentext).


**Linda, die Kunstturmspringerin: Erst nach der Querschnittslähmung wurde das Leben „wunderschön"**
Sie war Covergirl internationaler Männer- und Frauenmagazine, gewann zahlreiche Meisterschaften im Kunstturmspringen und genoss das Leben in vollen Zügen auf Partys und auf Segelschiffen. Später einmal sollte sie die elterlichen Traditionshotels in Griechenland übernehmen. Dafür hatte sie in Deutschland Betriebswirtschaft studiert und sogar den Doktorgrad mit Auszeichnung erworben.

An einem Freitag, es war kurz nach Mitternacht, schlenderte sie mit einer kleinen Gruppe Kunstturmspringer in der Nähe des Stammsitzes ihrer Familie über den Strand. Man hatte gut gegessen und guten griechischen Wein getrunken. Der Neumond schien mit schmaler Sichel auf die schwarze Meereshaut. „Linda, einen Salto könntest du uns zeigen. Einfach so aus dem Stand ins Wasser", sagte Alexis, der Linda schon den ganzen Abend angehimmelt hatte. Wer Kunstturmspringen wettkampfmäßig betreibt, hat solche Sprünge Hunderte Male geübt, bis sie nahezu automatisch ablaufen. Linda sprang und tauchte, wie üblich mit dem Kopf voran, ins Wasser. Das war an dieser Stelle nur 20 Zentimeter tief.

Als ich Linda kennenlernte, war sie Dozentin und Abteilungsleiterin an einer Akademie für Physiotherapie in der Schweiz. Sie hatte mich als Berater für ein Forschungsvorhaben beauftragt. Wir sahen uns häufig. Schon nach wenigen Treffen merkte ich gar nicht mehr, dass sie wegen ihrer hohen Querschnittslähmung (Fraktur der oberen Halswirbelsäule) im Rollstuhl saß. Sie war so erfrischend lebendig, sprühte nur so vor Ideen. Eines Tages bekannte sie mir: „Wissen Sie, es ist eigentlich pervers – **erst durch meinen Unfall hat mein Leben einen Sinn bekommen.** Das Leben ist so wunderschön. **Ich habe noch nie so viel Leben gehabt.** Das versuche ich meinen Studenten mitzugeben. Die lieben mich, aber ich liebe sie noch mehr. Wir alle hoffen. **Leben ist Hoffen, und Lieben ist Hoffen.**"

Linda hatte eine Vision: „In nicht allzu ferner Zukunft werden Rollstuhlfahrer ein ganz normales Leben in der Gemeinschaft der gehfähigen Menschen führen, werden auf der Bühne als Schauspieler zu sehen sein, werden zu Ministern ernannt werden und zu Präsidenten gewählt werden." Lindas Vision hat sich in großen Teilen erfüllt.

**Wolfgang Schäuble: der Bundestagspräsident im Rollstuhl**
Seit 2018 bekleidet der Rollstuhlfahrer Dr. Wolfgang Schäuble das zweithöchste Staatsamt in Deutschland, das Amt des Bundestagspräsidenten. Der Politiker wurde 1990 bei einer Wahlkampfveranstaltung von einem psychisch kranken Menschen mit zwei Revolverschüssen verletzt und ist seitdem vom dritten Brustwirbel abwärts gelähmt. Schäuble ist seit 45 Jahren Bundestagsabgeordneter und der dienstälteste Politiker überhaupt. Er fühlt sich nicht als Behinderter. Sinngemäß stellte er die rhetorische Frage: „Wer ist denn nicht irgendwie behindert?" und beantwortete sie selbst: „Aber **wir** wissen's."

Die Geschichte der Rehabilitation und Integration querschnittsgelähmter Menschen in Gesellschaft und Sport ist die größte Erfolgsgeschichte jener kreativen Energie und jener ausdauernden Kraft, die Menschen freisetzen können, wenn sie hoffen.

## 2.6   Sport als Spiel, Vergnügen und Kurzweil

Bei dem Wort „Sport" werden die meisten Menschen an Leistungssport denken, vielleicht auch an Fitnesssport, um gesund zu bleiben. Ursprünglich bezog sich das Wort jedoch auf Leibesübungen als Spiel, Vergnügen und sonst auf allerlei Kurzweil (Grimm und Grimm 1984). Im Mittelenglischen gab es das Verb „disporten" = sich vergnügen. Im Altfranzösischen haben wir „desport" und im Italienischen „disporto", beides bedeutet Belustigung, Freude,

Vergnügen. Sport als das Spiel, das Spaß bereitet und nicht ausschließlich zweckgebunden und auf Wettkampf- oder Fitnesspunkte ausgerichtet ist. Man muss nicht spielen, man spielt freiwillig. **Der Mensch ist frei, wenn er spielt – Homo ludens.** So haben wir die erste Herzsportgruppe im Deutschen Sportbund (DSB), die wir 1968 in Heidelberg gründeten, „Ludens Club" genannt, „Spielklub" (Hüllemann 1974). Zweifellos hat Sport auch eine wichtige Bedeutung für die Gesundheit, als Ausgleich für unsere sitzende Lebensweise und als Schulung der Beweglichkeit und Geschicklichkeit: Dann tun wir uns leichter, wenn wir Treppen steigen, wenn wir uns nach dem Schlüssel bücken oder auf den Rücksitz eines Autos krabbeln. Und man kann sein Leben im Vergleich zur stubenhockenden Normalbevölkerung um bis zu zwei oder drei Jahre verlängern. Doch für diesen Lebenszeitgewinn muss man lebenslang viele Stunden in sportliche Aktivitäten investieren. So entspricht die Zeitspanne der Lebenszeitverlängerung ungefähr dem zeitlichen Aufwand, den man für den lebenslang betriebenen Sport braucht. Da sich investierte Zeit und gewonnene „Extrazeit" (Lebenszeit) von der Dauer her gesehen gegenseitig aufheben, kann man von einem Gewinn nur dann sprechen, wenn man Sport treibt nach dem Motto **„Beim Sport ist es wie mit guten Taten – der Gewinn liegt in der Tat selbst"**, also im Sinne der ursprünglichen Wortbedeutung: Leibesübung als Spiel und zum Vergnügen, zur Freude. Freude, dieser schöne Götterfunken, entzündet – wie auch die ihr verwandte Hoffnung – die Lust zu leben. Manche wissenschaftliche Studienergebnisse geben Hinweise darauf, dass Freude vor Krankheit schützen und vielleicht sogar das Leben verlängern kann. Sport wirkt antidepressiv, und das nicht nur durch die dadurch bewirkten gesundheitlich wünschenswerten biochemischen Prozesse, sondern auch durch die freudigere seelische Verfassung.

**In Sport und Spiel die Leichtigkeit des Lebens ausprobieren und üben**
Aus Hoffen entwickelt sich gesunder Ehrgeiz für Tun und Schaffen. Tun und Schaffen kann freier nicht geübt werden als im Sport. Insofern Sport Spiel bleibt, kann sich in ihm menschliche Freiheit gestalten, ohne ständige Ablenkung durch das Wissen um die biopsychosoziale Begrenztheit. Der Begriff „Sport" ist hier in Bezug auf seine Entstehungsgeschichte weit gefasst. So steht er auch für eine Vielzahl von körperlich-seelischen Übungen, z. B. Entspannungstraining (Autogenes Training, Progressive Muskelentspannung nach Jacobson, Konzentrative Bewegungstherapie), das sogenannte Somatic Experiencing (Levine 2012) und viele asiatische Bewegungsformen (Yoga, Tai-Chi). Durch die Übungen soll eine gewisse Leichtigkeit des Lebens erreicht werden. Die Leichtigkeit gedeiht am besten im Klima der Freiheit. Freiheit wiederum kann ihre ganze Möglichkeit nur im Spiel entfalten. So lässt sich Hoffen im

Sporthaften ausprobieren und an die Realität anpassen. Das bedeutet vor allem: üben, üben und üben.

**Leben ist Bewegung von Anfang an** Die meisten Menschen verlieren den Bewegungsdrang im Erwachsenenleben. Wenn durch Krankheit oder Verletzung die freie Beweglichkeit eingeschränkt ist, wird die Bedeutung körperlicher Aktivität nicht nur für Alltagsverrichtungen, sondern auch für soziale Kontakte und für die Stimmung bewusst. Wenn diese Menschen von innerem Hoffen bewegt werden, können sie mit Ausdauer üben, neue Kräfte aufzubauen.

## 2.7  Unmögliches ermöglichen: Ofensetzer gewinnt gegen Neurologen

Schwankend und mit wahnsinnigen Kopfschmerzen schleppte sich der 62-jährige Ofensetzermeister auf Mallorca ins Flugzeug – „besoffen", raunten einige Mitreisende. Bei der Landung in Stuttgart brach er zusammen. Es war zum Verschluss eines zentralen Blutgefäßes im Gehirn gekommen.

Nach einigen Tagen intensiver medizinischer Behandlung im Krankenhaus steht der Neurologe mit der Ehefrau am Krankenbett. Der Arzt fragt die Ehefrau: „Haben Sie sich schon nach einem Pflegeheim umgesehen? Zu Hause wird das nichts mehr. Das schaffen Sie nicht." Der Patient protestiert: „Ich werde wieder Rad fahren." „Sie werden nie wieder Rad fahren", habe der Neurologe höhnisch gesagt, wie die Ehefrau später berichtet.

Gegen ärztlichen Rat nach Hause entlassen, übt der Patient in seinem geräumigen Hof, wieder Rad zu fahren. Er trägt Knie- und Ellenbogenschützer und Helm. Auf dem Hof wurden Matratzen ausgelegt. Die Radfahrversuche sehen katastrophal aus: Immer wieder Stürze, manchmal schon beim Versuch aufzusteigen. Nach zwei Jahren kann der Mann länger als eine Stunde Rad fahren, ohne zu stürzen.

## 2.8  Vierzig Jahre behindert, Bergtouren noch mit achtzig

Bis zu seinem 40. Lebensjahr war Hermann niemals ernstlich krank. Er strahlte große Gesundheit aus: ein Mann wie ein Baum, breitschultrig, durchtrainiert. Als leitender Finanzbeamter hatte er einen sitzenden Beruf, nutzte aber jede freie Minute, um auf die Berge zu steigen. Am Felsen kletterte er die höheren Schwierigkeitsgrade. „Ich brauche die Bewegung, die körperliche Herausforderung, sonst werde ich unruhig und grantig", bekannte er später seiner Physiotherapeutin.

Es begann an einem Tag im März mit Kopfschmerzen und allgemeinem Unwohlsein. Trotzdem fuhr der pflichtbewusste Beamte zur Arbeit. Auf dem Parkplatz brach er zusammen. Ein Blutgefäß im Gehirn war geplatzt. Eine bis zu diesem Zeitpunkt unbekannte Schwachstelle des Gefäßes, ein angeborenes Aneurysma, war eingerissen. Der Notarzt veranlasste sofort, dass ein Rettungshubschrauber den Bewusstlosen zum nächstgelegenen neurologischen Zentrum flog.

Wenige Tage nach der Akutversorgung sah sich der behandelnde Spezialist veranlasst, der Ehefrau eine vernichtende Botschaft zu überbringen: „Wenn er überlebt – wir versuchen alles –", die Miene des Arztes verhieß nichts Gutes, „wenn er überlebt, wird er schwerbehindert bleiben und für immer im Rollstuhl sitzen."

Hermann überlebte – und er hoffte. Beim Aufstehen und dann bei den ersten Schritten, gestützt von der Physiotherapeutin, überfiel ihn heftigster Schwindel. Ein Bein zeigte Lähmungserscheinungen. Er litt unter Empfindungsstörungen, Sensibilitätsstörungen. Doch er war dankbar, dass er lebte.

### Geborgenheit und Sicherheit stärken die Hoffnung

Hermann gab sich keiner falschen Hoffnung hin, dass alles wieder so werden würde wie vorher. Sein Hoffen war **offen**: Welche Hilfen gibt es? Was kann ich selbst tun? Bereitwillig nahm er alle Unterstützung an: die Sicherheit der Liebe seiner Frau, die Geborgenheit des Vertrauens seiner Familie und seiner Freunde und die Zuversicht, die diese besorgten Menschen ausstrahlten. Diese umfassende seelische Unterstützung war für den Patienten eine wichtige Bestätigung, dass er auf seine Hoffnung vertrauen konnte: Hoffen gibt Energie, Kraft und Ausdauer, um **so viel Gesundheit und Leben wie möglich** zu erreichen, unabhängig von bleibenden Behinderungen. Über die Bestätigung hinaus ist **seelische Unterstützung eine natürliche Schutzmauer** gegen äußere Bedrohungen wie die unglückliche Äußerung des Arztes („Wenn er überlebt, wird er schwerbehindert bleiben und für immer im Rollstuhl sitzen") oder Rückfälle und Stürze.

In südlichen Ländern, in denen beißende Winde die langsam aufkeimende Saat vernichten können, schichten die Bauern aus den Steinen der Gegend Schutzmauern auf.

Auch die junge Hoffnung wächst langsam. Auch sie muss geschützt werden. Ihre steinharten Außenmauern bestehen aus der umsichtigen Fürsorge liebender Menschen.

## Glücksgefühl am Ziel

Und so war Hermanns **Tun** konsequent und auf Dauer angelegt. Er führte die Übungen des Rehabilitationsprogramms gewissenhaft aus, die Gleichgewichtsschulung, das Balancieren über unterschiedliche Bodenbeläge, das mühevolle Muskelaufbautraining. Er übte unter Anleitung und zusätzlich selbstständig an jedem Abend und an den Wochenenden. Aufgeben war niemals seine Sache gewesen. Er **übte, übte und übte.** Ein halbes Jahr nach dem Akutereignis, Ende September, unternahm er die erste Bergtour zu einem Berggasthof. Er ging mit zwei Skistöcken, nicht nur wegen der noch fehlenden Kraft in den Beinen, sondern vor allem, um das Gleichgewicht zu halten. Er brauchte zweieinhalb Stunden für die Strecke, die er früher in einer Stunde bewältigt hatte. Wie er dann vom Berg hinabschaute – auf die Tannenwälder, die Felder, auf denen Traktoren fuhren, auf die bewohnten Flecken, die Landstraßen, den Fluss – und zu seiner Linken den vertrauten Berggasthof sah, da spürte er ein warmes, ruhiges Gefühl, wie ein Windhauch, der die Arme streichelt: **Glück.**

Wie hätte er sich gefühlt, hätte er nicht das für ihn große Ziel vor Augen gehabt, ein Ziel, das zu erreichen seine ganze Kraft brauchte, die körperliche und die seelische? Und wie hätte er sich gefühlt, wenn er das Ziel nicht erreicht hätte, weil er seine Möglichkeiten überschätzt hätte? Ohne Herausforderung durch das Ziel hätte er in Hoffnungslosigkeit verharrt. Ohne realistische Einschätzung seiner Möglichkeiten hätte er das bittere Gefühl des Scheiterns erlebt, das allen Mut für Fortschritte lähmen kann.

## Die Kraft von Hoffnung, von Haltung, von Humor und Güte

Menschen mit eingeschränkten Bewegungsmöglichkeiten können durch ihre Hoffnung und ihre Haltung, ihren Humor und ihre Güte sogar Mittelpunkt einer Wandergruppe sein. Dreißig Jahre später lernte ich Hermann als Teilnehmer einer Gruppe kennen, die eine einwöchige Bergtour in Südtirol unternahm. Während wir gingen, hörte ich bei ihm „klapp, klapp …" Sein linker Fuß konnte nicht abrollen, weil der Muskel, der den Fußseitenrand zu heben hatte, gelähmt war. Hermann benötigte weiterhin Skistöcke, weil die Störung der Gleichgewichtsregulation fortbestand. Fast alle Tage kam es zu kleineren Stürzen mit Schürfwunden. Trotz dieser Beschwernisse habe ich einen frohen und dankbaren Mann erlebt. Er hatte im Verlauf der Jahre noch einmal ein schwereres Ereignis hinsichtlich der Blutversorgung im Kopf und musste deshalb ein blutgerinnungshemmendes Medikament einnehmen. Wenn er stürzte, bluteten seine Wunden immer länger als bei Menschen mit normaler Gerinnung.

Ende dieses Jahres wird Hermann seinen 80. Geburtstag feiern. Er trainiert seinen behinderten Körper durch regelmäßige Bergwanderungen und durch Tätigkeiten in seinem kleinen landwirtschaftlichen Betrieb. Auf seinen Wanderungen in vielen Regionen der Alpen hat er Freundschaften geschlossen mit Gleichgesinnten aus allen Teilen der Republik. Er ist ein humorvoller, gütiger und kraftvoller Mittelpunkt jeder Gruppe, auch seiner großen Familie.

Was Hermann unzählige Male **seine ganze Möglichkeit leben** lässt, ist vor allem der Weg zum und das Ankommen auf dem Gipfel. Dazu hat er den Gipfel so ausgesucht, dass dieser nicht in unerreichbaren Höhen liegt, sondern in überschaubarer Zeit erreicht werden kann und dass der Weg dorthin fast alle physischen und mentalen Möglichkeiten aktiviert, aber nicht überfordert. Durch Üben und immer wieder Üben der körperlichen Kräfte wie auch der mit ihnen verbundenen Seelenkräfte stellt sich (automatisch) das zugehörige Gefühl ein, ganz am Leben teilzunehmen.

**Hoffen wird als Hoffnungsarbeit begreifbar**
Das ist kein punktförmiges Ereignis. Hoffen ist ein Prozess, ein Mitgehen mit dem dahingleitenden menschlichen Leben. Hoffen erwächst aus einer Haltung, die das Leben schöner macht, reicher und glücklicher. Hoffen ist das Wagnis, glücklich zu sein: Aude felix esse – habe den Mut, deines Glückes Schmied zu sein. Hoffen ist auch das Wagnis, Hoffnungsfunken überspringen zu lassen. **Hoffen steckt an, weil unser Gehirn unmittelbar und automatisch andere Menschen spiegelt.** Für dieses Spiegeln als eine der Grundlagen unserer sozialen Fähigkeiten wurden in den letzten Jahren neurowissenschaftliche Forschungsergebnisse vorgelegt, wie wir im Folgenden sehen werden.

## 2.9 Wie Hoffnung ansteckt: unser „empathisches Gehirn"

Wir werden **bewegt**, wenn wir uns in die hoffenden Menschen, deren Lebensausschnitte uns geschildert werden, **hineinversetzen**. Vielleicht schießt ein Impuls in die Beine, über den Waldboden zu gehen wie Hermann aus Südtirol oder in die Pedale zu treten wie der Ofensetzer aus Stuttgart. Sehen wir, wie der Gewichtheber Steiner seinen ganzen massigen Körper gleich einer vorgespannten Stahlfeder in die Höhe schleudert, reißt es uns vom Sitz; wir können gar nicht anders, weil wir „spiegeln", was da beim anderen Menschen passiert.

Dieses empathische **Mitgehen** mit anderen Menschen – mit **Vor-Bildern** im wörtlichen Sinne – erleben wir tagtäglich. Es ist die Voraussetzung dafür, dass wir miterleben, was in einem Kinofilm passiert. Wir leiden (psychisch und mit körperlichen Reaktionen) mit dem Opfer genauso, wie wir mit den Liebenden lieben.

Zu diesem Phänomen des Mitschwingens oder Einschwingens in andere Menschen gibt es seit einigen Jahren Forschungsergebnisse des neurowissenschaftlichen Labors der Universität Parma. Die Autoren interpretieren ihre Befunde, die an Affen erhoben wurden, als *Die biologische Basis des Mitgefühls* (Rizzolatti und Sinigaglia 2008). Im Rahmen der Laborbedingungen konnte eine Gruppe von Affen das tun, was sie gerade wollten, also ihre Handlungen selbstständig bestimmen, z. B. eine Nuss nehmen. Die andere Affengruppe konnte nur durch eine Glasscheibe ihre Artgenossen beobachten. Beide Affengruppen waren mit implantierten Messfühlern im Gehirn ausgestattet. Die Forscher entdeckten, dass bei den beobachtenden Affen **die gleichen Hirnaktivitätsmuster** gemessen wurden wie bei den handelnden Affen. Die Nervenzellen, die diese Übereinstimmung besonders repräsentierten, nannten die Forscher **Spiegelneurone.**

Das Konzept der Spiegelneurone als morphologische Grundlage der Empathie sehen einige Neurowissenschaftler kritisch; möglicherweise ist das empathische Verhalten der nur beobachtenden Affen mit der Art ihres Nahrungsverhaltens besser zu interpretieren.

Auf dem Gebiet der Spiegelneurone wird jedoch weltweit geforscht. Keysers' Buch *Unser empathisches Gehirn* (Keysers 2014) wurde in den USA als bestes Wissenschaftsbuch des Jahres 2011 ausgezeichnet. In der englischsprachigen Ausgabe hat es den Untertitel: „How the discovery of mirror neurons changes our understanding of human nature" (Wie die Entdeckung der Spiegelneurone unser Verständnis von der Natur des Menschen verändert).

Die Fähigkeit des Menschen, das Verhalten anderer Menschen zu spiegeln, erweitert unsere Möglichkeit des Erlebens, beschneidet aber gleichzeitig unsere Freiheit, *nicht* zu spiegeln, da wir automatisch spiegeln, also spiegeln müssen. Nur mit Absicht und Training ließe sich das Spiegeln in gewissem Maß unterdrücken (Stichwort Pokerface).

**Wollen wir Hoffnung geben, müssen wir also unser Hoffen zeigen.** Das gilt besonders im Umgang mit kranken Menschen. Helfer im Krankenhaus, die hastig, matt und missmutig sind, heilen nicht. Es heilen: das ruhige Wort, die sichernde Berührung, das verstehende Nicken, das offene Gesicht, der zurechtgeschobene Stuhl, um auf Augenhöhe zu gehen. Die Wertschätzung beginnt mit freundlicher Begrüßung und endet mit ermutigendem Lächeln.

# Zusammenfassung

Hoffen entsteht aus einer Gemütsbewegung mit gleichzeitiger körperlicher Reaktion. Das Wort „hoffen" ist sprachgeschichtlich vermutlich eng verwandt mit dem Wort „hüpfen". Auch wenn Hoffen in unserer Zeit meist in einem psychologischen Zusammenhang – oder auch in einem philosophischen oder religiösen – gebraucht wird, bleibt doch immer die Verbindung zum Körper bestehen. Die körperlichen Reaktionen reichen vom Hüpfen im Freudentaumel bis hin zum Schauer der Gänsehaut. Die Fähigkeit zu hoffen ist eine unterschiedlich intensiv ausgebildete Begabung. Hoffen hilft, dass das Leben gelingt. Für Hoffen legen wir keine Definition fest. Hoffen ist der Mensch, der hofft. Das wurde an mehreren Beispielen ausgeführt.

# Literatur


Bloch E (1959) Das Prinzip Hoffnung. Suhrkamp, Frankfurt am Main

Bürgin H, Mayer HO (1982) Die Briefe Thomas Manns 1944–1950. Fischer, Frankfurt am Main

Ewige Helden: Gewichtheber Matthias Steiner (2019) Vox [28.01.2019]. https://www.vox.de/cms/ewige-helden-2019-gewichtheber-matthias-steiner-4281922.html. Zugegriffen am 24.03.2020

Gold für Gewichtheber Matthias Steiner Matthias Steiner (2008). Tagesspiegel [19.08.2008]. https://www.tagesspiegel.de/2008-08-19-neuss-gold-fuer-gewichtheber-matthias-steiner/1308898.html. Zugegriffen am 24.03.2020

Grimm J, Grimm W (1984) Deutsches Wörterbuch. Deutscher Taschenbuchverlag, München

Hüllemann KD (1974) Sporttherapie bei Herzinfarktpatienten. In: Mellerowicz H, Weidener J et al (Hrsg) Rehabilitative Kardiologie. Karger, Basel, S 129–138

Kästner E (1950) Kurz und bündig. Droemer Knaur, München

Keysers C (2014) Unser empathisches Gehirn. Warum wir verstehen, was andere fühlen. Btb, München

Levine PA (2012) Sprache ohne Worte. Kösel, München

Marx K (1859) Zur Kritik der politischen Ökonomie. Franz Duncker, Berlin

Nietzsche F (1954) Morgenröte. Gedanken über die moralischen Vorurteile. Goldmann, München

Nietzsche F (1967) Menschliches, Allzumenschliches. Erstes Buch. Insel, Frankfurt am Main

Olympic Channel (2015) Matthias Steiner wins an emotional gold at Beijing 2008 [Youtube-Video, 29.12.2015]. https://www.youtube.com/watch?v=jPwDWMfy7Z4. Zugegriffen am 24.03.2020

Rizzolatti G, Sinigaglia C (2008) Empathie und Spiegelneurone. Die biologische Basis des Mitgefühls. Suhrkamp, Frankfurt am Main
Rubinstein A (1980) Mein glückliches Leben. Fischer, Frankfurt am Mein
Sacks O (2015) On the Move: Mein Leben. Rowohlt, Reinbek bei Hamburg
Sacks O (2016) Dankbarkeit. Rowohlt, Reinbek bei Hamburg
Steiner M (2009) Das Leben erfolgreich stemmen. Münchner Verlagsgruppe, München
Zapella S (2019) Gewichtheber Matthias Steiner sorgt mit einem Foto für emotionalste Siegerehrung. Watson.ch [19.8.19]. https://www.watson.de/sport/unvergessen/461553940-gewichtheber-m...hias-steiner-sorgt-mit-einem-foto-fuer-emotionalste-siegerehrung. Zugegriffen am 24.03.2020

# 3

# Hoffen kann die Welt verbessern


Wir hören Skeptiker sagen: „Ich kann die Welt nicht verändern. Das war schon immer so, und so wird es bleiben, was soll's?" Und doch: Wer souverän hofft, kann sich einer Aufgabe verschreiben und spüren, wie er wirklich am Leben teilnimmt. Die Welt kann verbessert werden: Guttmann, Vater der Paralympics, entwickelte die bis heute gültige Therapie nach Querschnittslähmung und gab Hunderttausenden neue Hoffnung. Das ist die Erfolgstory der Hoffnung. Der Umgang mit Behinderten wird „normal". Auch in einem hinfälligen Körper kann Hoffnung, ohne sie beim Namen zu nennen, lebenserhaltende Kräfte mobilisieren. Hoffen kann die Sehnsucht stillen, mehr vom Leben zu spüren, als uns der Verstand zugesteht und die Träume uns ermöglichen.


## 3.1 Die Erfolgsstory der Hoffnung: die Paralympics

1972 führte unsere Arbeitsgruppe in Heidelberg bei den Weltspielen der Behinderten Forschungsarbeiten durch. Damals waren die Spiele noch unter dem Namen „International Stokemandeville Games" bekannt. Stokemandeville ist der Name eines Spezialhospitals für Wirbelsäulenverletzte, hauptsächlich der Luftwaffe, 70 Kilometer von London entfernt. Dort arbeitete der aus Breslau stammende Neurologe Professor Dr. Ludwig Guttmann. Er war 1939 vor den Nazis nach Großbritannien emigriert. In England war man vielleicht nicht nur glücklich über die vielen jüdischen deutschen Ärzte, die auf die Insel strömten. So kam Guttmann an dieses „Siechenhaus", für das sich englische Ärzte nicht so gern bewarben.


© Springer-Verlag GmbH Deutschland, ein Teil von Springer Nature 2020
K.-D. Hüllemann, *Hoffen und die Lust zu leben*,
https://doi.org/10.1007/978-3-662-61407-5_3

Für Querschnittslähmungen gab es zu dieser Zeit keine spezifische Therapie. Die Durchtrennung der Nerven im Kanal der Wirbelsäule, meist durch Unfall oder andere Gewalteinwirkung, ist unwiderruflich. Die Lebenserwartung nach einer Querschnittslähmung betrug drei Monate bis wenige Jahre. Patienten starben an Infektionen, besonders im Bereich der Nieren und der Harnwege. Guttmann schrieb, die meisten Querschnittsgelähmten hätten ein nutzloses und heimatloses Krüppeldasein fristen müssen. Viele wurden depressiv – **ohne Hoffen hatten sie kein Leben.**

## Neue Hoffnung durch Entwicklung der weltweit gültigen Standardtherapie

Guttmann selbst verfiel nicht in Hoffnungslosigkeit. Das neurologische Krankheitsbild Querschnittslähmung **akzeptierte** der Fachneurologe als einen unveränderbaren Zustand. Da machte er sich gar nichts vor. Aber er fühlte die Verantwortung, die er, nur er selbst, für seine Patienten tragen konnte und damit zu tragen hatte. Seine ganze wissenschaftliche Kraft war gefordert und die **Kühnheit seiner Kreativität.** Er hoffte – optimistisch – eine Lösung, eine **bessere Lösung** des Problems der anscheinenden Unbehandelbarkeit zu finden. Er klagte also nicht über die Misere wie manche seiner Vorgänger im Amt; er packte an. Guttmann war **lösungsorientiert.**

Er setzte seine Schwerpunkte auf die **Folgestörungen** der Immobilisation, wie die massiven Gelenkverkalkungen (durch Kalkablagerung wie versteinert), die Nierenverkalkungen (Nephrokalzinose) und andere internistische Folgestörungen (vor allem Infektionen). Der entscheidende Durchbruch gelang ihm, als er das **Üben und Trainieren der Kompensationsmöglichkeiten** ins Zentrum der Therapie rückte. Unter anderem galt es, die Kraft und die Funktion jener Muskelgruppen zu trainieren, die nicht von der Lähmung betroffen, aber durch passives Herumliegen geschrumpft waren (Inaktivitätsatrophie).

## Sport ist mehr als Physiotherapie – Spiel, Freiheit

Guttmann hatte die geniale Idee, die muskulären Übungen wie sportliches Spiel nach Art einer Freizeitaktivität zu gestalten. Die behinderten Sportler entwickelten den Ehrgeiz, besser zu werden, schneller den Ball zu fangen, mit besser konzentrierter und besser koordinierter Muskelkraft eine höhere Trefferzahl beim Bogenschießen zu erreichen. Die mentale und die emotionale Regsamkeit der behinderten Sportler erwachte; **neue Ziele** wurden erstrebenswert, weil sie **erreichbar** waren. Bogenschießen konnte manchen dieser Sportler eine Lebensphilosophie eröffnen.

(Behinderten-)Sport ist mehr als physiotherapeutische **Be**-handlung. Sportliche Handlung ist eine **Ich**-Handlung, die der Sportler selbst anstößt und selbst steuert und übt, übt, übt, bis ihm die Bewegung zu einer natürlichen Gewohnheit geworden ist, zu einer **zweiten Natur.** (Rollstuhl-)Mannschaftsportarten wie Basketball fördern Gemeinschaftserlebnisse. Freude und Spaß beim Sport vertreiben depressive Gedanken.

**Von den ersten Wettkämpfen bis zu den Weltspielen**
Guttmann veranstaltete mit seinen Rollstuhlsportlern die ersten jemals mit Querschnittsgelähmten durchgeführten Wettkämpfe. Das war am 29. Juli 1948. Vierzehn männliche und zwei weibliche Rollstuhlsportler nahmen teil. Guttmanns Traum von Olympischen Spielen der Behinderten erfüllte sich Jahre später mit den Paralympics, dem zweitgrößten und zweitwichtigsten Sportereignis der Welt. Er hatte diesen Weg mit vielen erfolgreichen Initiativen vorbereitet (British Academy 2015; International Paralympic Committee 2013).

**Ritterschlag und Bodenhaftung**
Die englische Königin Elisabeth II. erhob den Breslauer Neurologen 1966 in den Stand der Ritter – Sir Ludwig. Straßen und Kliniken wurden nach ihm benannt; eine Briefmarke mit seinem Bild wurde gedruckt.

Guttmann schuf die Grundlage dafür, dass Tausende von Querschnittsgelähmten und Menschen mit anderen Behinderungen wieder hoffen können. Sie geben ein Beispiel, was der Mensch bewirken kann, wenn er übt, übt und übt. **Hoffen ist Üben, Tun und Schaffen**, damit das Werk gelinge! So kann Guttmanns Werk über die Sportspiele hinaus Millionen Menschen ein Erlebnis von Hoffnung vor Augen führen, wie zum Greifen nah.

Der Arzt aus Breslau war ein wunderbarer Mensch, nicht nur wegen seiner epochalen wissenschaftlichen Leistung, sondern auch durch seine menschliche Nähe zu seinen Patienten. Er gab ihnen neues Leben, er gab ihnen neue Hoffnung.

Hoffnung braucht **Bodenständigkeit.** Wenn echte Hoffnung ihre Energie freisetzt, braucht sie Bodenständigkeit als Widerlager, um einen wirkungsvollen Schub zu entwickeln. Guttmann war in seiner Lebensführung bodenständig bescheiden. Seine Bescheidenheit kam von innen heraus, war ganz selbstverständlich und keine Spur aufgesetzt wie bei manchen berühmten Leuten, die auf so gestelzt bescheidene Weise mit ihrer Berühmtheit hausieren gehen.

**Sir Ludwig teilt sein Pausenbrot**
Hier möchte ich ein beeindruckendes Beispiel für Guttmanns einfache Lebensart schildern: Er hatte mich nach Stokemandeville eingeladen, damit ich ihm über unsere Forschungsergebnisse bei den Heidelberger Spielen berich-

ten konnte. Wir trafen uns in seinem Arbeitszimmer, einem kaum 12 Quadratmeter großen Raum. Auf dem zerkratzten schmalen Holzschreibtisch stand eine grüne Funzel, abgegriffene Akten lagen verstreut herum. Guttmann bot mir den Besucherstuhl an, einen wohl ehemals weißen Küchenstuhl. Der kleine Mann mit dem Oberlippenbart und den munteren hellen Augen hinter der runden Brille nahm auf einem Sesselchen aus Holz Platz, das wahrscheinlich aus einer Zillertaler Poststube ausgemustert worden war. Es war Mittagszeit. Üblicherweise wurde ich bei solchen wissenschaftlichen *Meetings* (wie man heute auf Englisch sagt, um die „Wissenschaftlichkeit" zu unterstreichen) ins Kasino eingeladen, oder es wurde von einer Sekretärin ein Tisch weiß eingedeckt. Sir Ludwig hatte oder brauchte anscheinend keine Sekretärin. Er öffnete die abgegriffene Aktentasche, die auf dem Schreibtisch lag, entnahm ihr eine blaue Thermosflasche mit leichten Beulen vom jahrelangen Gebrauch, schraubte den Trinkbecher ab und holte einen zweiten Becher aus der Tasche, den er vor mich hinstellte. Er packte ein Wurstbrot aus, das in Butterbrotpapier eingewickelt war, teilte oder besser: riss es auseinander und gab mir die Hälfte. Dann schenkte er Tee aus der Thermoskanne ein und sagte: „Jetzt wollen wir erst einmal Mittag essen. Gesättigt können wir in Ruhe über ihre Ergebnisse sprechen. Ich bin sehr neugierig."

**Die Basis von Hoffen und Glück: die Tat eines Menschen**
Der soziologische Nenner, der hinter Hoffen und Glück steht, ist der handelnde Mensch, den das Leid anderer Menschen tief bedrückt und der dennoch hofft. Sir Ludwigs Mitmenschlichkeit, seine Sachkompetenz, Fantasie und Schöpferkraft und seine Bodenständigkeit – das ist der Stoff, aus dem die Menschen sind, von denen Hoffnung ausgeht und wächst, hier: die Paralympics.

Es ist die Tat, die zählt. **Wahre große Tat braucht einen natürlichen, festen Boden,** wie das Kind einen sicheren Stand auf dem Stoppelacker braucht, wenn es seinen Drachen fliegen lassen will.

## 3.2    Hoffen bedeutet nicht, eine schreckliche Realität auszuklammern

Ins Leben integrierte Menschen mit Behinderung wollen **normal behandelt** und nicht betüddelt werden. Hoffen wohnt nicht auf „Wolke 7". Es ist ein herausstechendes Merkmal des Hoffens, dass es Energie mobilisiert **trotz der Widrigkeiten**, die tatsächlich vorhanden sind. Hoffen kennt Behinderung und Schwäche an, auch Unvermögen, Feigheit, Angst, ja in gewissem Grad auch so etwas wie Hoffnungslosigkeit. **Wenn alles gut läuft, ist gut hoffen.**

**Das ist keine Leistung**, die befriedigt und das Selbstbewusstsein stärkt. Doch wenn alles verfahren und schlecht ist, dann kann hoffen von einer riesigen Kraft zeugen, von einem Menschen, der sich bemüht, selbst wenn es aussichtslos erscheint, der sich nicht vorwerfen will, er habe sich nicht bemüht.

**Wer ehrlich hofft, sieht der Realität ins Gesicht.** Von seinem Gegenüber erwartet er, dass dieser den Anblick der ungeschminkten Realität erträgt. Nur keine verkünstelte Höflichkeit, sondern die Höflichkeit, die zu einem erwachsenen Umgang miteinander passt. Belastende Gefühle, die eine unangenehme Realität auslösen kann, dürfen in einer geeigneten Situation ehrlich benannt oder geschildert werden. Behinderte Menschen können das schätzen; sie fühlen sich ernst genommen.

**Unangenehme Gefühle zu wohltuenden Gefühlen wandeln: Helfen**

Aufgrund unserer Untersuchung während der Heidelberger Olympischen Spiele der Behinderten war ich zu einem Hearing zum Behindertensport in den Deutschen Bundestag eingeladen worden. Im Saal befand sich vorn eine Dreierreihe Rollstuhlfahrer. Der Vorsitzende des Hearings bat mich, meine persönlichen Eindrücke bei der Begegnung mit diesen Sportlern zu schildern.

Ich begann damit, dass es für mich ein ungewöhnliches Erlebnis gewesen sei, die gelähmten und häufig kalten Gliedmaßen der Rollstuhlfahrer anzufassen. Obwohl es mich Überwindung gekostet hätte, hätte ich es ohne Zögern getan. Schon am Nachmittag desselben Tages sei das unangenehme Gefühl gewichen. Am nächsten und an den folgenden Tagen sei der Umgang mit den behinderten Sportlern unproblematisch und selbstverständlich gewesen: „Ich ging mit den Rollstuhlsportlern um wie mit anderen Sportlern. Ich gab Hilfestellung mit derselben Selbstverständlichkeit, mit der man einem Turner am Gerät Hilfestellung gibt. Dass Beine gelähmt waren, fiel mir nicht als etwas Besonderes auf, das war so. Ich langte hin, wenn es nötig war – kein Problem."

Als ich meine Ausführungen beendet hatte, erhielt ich von den Rollstuhlfahrern lang anhaltenden Beifall. Später erfuhr ich, dass mein Bekenntnis, ich hätte mich anfänglich überwinden müssen, die gelähmten Beine anzufassen, mir besonders hoch angerechnet wurde. Behinderte Menschen besitzen ein feines Empfinden für die Reaktionen ihres Gegenübers und merken, wenn Menschen unangenehme Gefühle ihnen gegenüber zu verdrängen suchen, besonders beim Erstkontakt. Menschen mit sichtbaren körperlichen Einschränkungen erfahren immer wieder, dass andere ihnen aus dem Weg gehen oder wegschauen, sich ihre Scheu gegenüber Behinderten nicht eingestehen und dementsprechend Schwierigkeiten haben, diese unangenehmen Gefühle zu überwinden.

Mich hat das intensive Zusammensein mit den Rollstuhlsportlern spüren und erleben lassen, wie sich unangenehme Gefühle gegenüber Menschen, die durch ihr Erscheinungsbild oder ihr Verhalten irgendwie fremd sind, in wenigen Stunden in wohltuende Gefühle des zwischenmenschlichen Miteinanders wandeln können.

Kritische, manchmal nahezu feindliche Gefühle gegenüber allem, was ungewohnt und fremd ist, mag unseren moralischen Ansprüchen an uns selbst zuwiderlaufen, doch **Gefühle sind nicht unmoralisch, Gefühle sind wirklich**. Dies anzuerkennen ermöglicht das neugierige Gespräch, Wertschätzung, eine bereichernde Zwischenmenschlichkeit – und die negativen Gefühle verblassen. Das ist eine natürliche Entwicklung, die durch die angeborene Fähigkeit des Menschen zur Adaptation an die verschiedensten neuen Erfahrungen, gute wie schlechte, gegeben ist.

## 3.3    Am Anfang war die Tat: die Geistkämpferin

Menschen, deren körperliche Struktur zu zerfallen droht, zeigen oft beachtliche geistige Initiative. Hoffen, wenn der Körper zerfällt, wenn jede Minute die letzte sein kann, heißt, in jeder Minute sein Bestes geben, heißt, das Leben jetzt packen, jetzt üben, in diesem Augenblick, tun und schaffen! Schreibe einen Brief! Telefoniere! Sprich mit jemandem! Schicke ein Päckchen! Auch wenn die Bewegung still wird, lässt sie sich **anmuten** von der Idee der Hoffnung wie beim Anhören bewegender Musik oder beim Betrachten eindrucksvoller Bilder.

In dieser Art hatte ich Mathilde Wagner wahrgenommen. Nach einem Gespräch mit ihr musste ich zugeben: Ich **wollte** sie so wahrnehmen. **Meine eigenen Wert- und Wunschvorstellungen hatten mir Scheuklappen aufgesetzt.** Meine Sichtweise war nicht nur eingeschränkt, sondern auch verletzend, weil ich Frau Wagner aus der „Hoffnungslosigkeit" bewegen wollte, ohne dass sie darum gebeten hatte.

### Respekt gegenüber Hoffnungslosigkeit

Frau Wagner lebt seit 15 Jahren von einer bescheidenen Rente. Die Wirbelsäule und die großen Gelenke sind steif geworden. Seit Jahren besteht außerdem ein Diabetes. Bei einem Hausarztbesuch formulierte Frau Wagner die Verachtung für ihren Körper mit den Worten, der Diabetes solle nicht mehr behandelt werden. Dann seien eben die Nieren „im Eimer", die seien eh nicht für höheres Alter konstruiert worden. Sie erzählte, dass bei ihrem Hausarzt ein Werbeplakat für die Grippeschutzimpfung an der Wand hänge. Davon angeregt, habe sie gesagt: „Wenn ich schon einmal hier bin, können Sie mir gleich die Schutzimpfung verpassen." Der Arzt, dem noch die Ablehnung der Diabetesbehandlung durch den Kopf ging, habe erstaunt festgestellt: „Das ist nun aber inkonsequent." Frau Wagner besitzt Humor, ein wenig schwarzen, und so erzählte sie diese Geschichte selbst.

Einem meiner ehemaligen Berufskollegen schrieb sie zum 70. Geburtstag in einem Brief: „Lass Dich zunächst von ferne herzlich drücken (soweit diese Tortur nicht mit Gefühlen von Abscheu für Dich verbunden ist)". Das erschien dem Kollegen nun doch als zu starker „Tobak". Er antwortete mit einem sehr ins Persönliche dringenden verletzenden Brief. Frau Wagner verwahrte sich gegen die Einmischung in ihren persönlichen Bereich.

Im Zusammenhang mit dem Thema **Hoffen** erklärte sie: „Das geht nicht. Ich habe keine Hoffnung. Das Religiöse, Liebe, Glaube, Hoffnung' – davon halte ich nichts ... Ich habe keine Energie mehr zum Leben. Ich hätte vielleicht eine Psychotherapie machen sollen. Früher. Jetzt ist alles vorbei. Am liebsten würde ich mich umbringen. Auf einer Brücke oder am Bahngleis habe ich manchmal den Impuls: Jetzt! Und alles ist vorbei. Aber ich bin zu feige."

**„Keine Hoffnung": Trotzdem handeln, als ob es Hoffnung gäbe**
In dieser geplagten, vom Leben erschöpften älteren Frau ohne Hoffnung gibt es eine frische, jüngere Mathilde Wagner, die durch ihr **Tun und Handeln** dem Hoffen Form und Gestalt gibt. Man muss mit ihr sprechen, noch besser: mit ihr telefonieren. Am Telefon erlebt man eine 35 bis maximal 40 Jahre junge Frau, die mit gepflegter, klarer und lebensfrischer Sprache über einen weit gespannten Wissenshorizont schweift. Sie kommuniziert regelmäßig mit Briefen, per elektronischer Post oder übers Telefon mit Künstlern, Wissenschaftlern und intellektuell anspruchsvollen Freunden. Sie recherchiert zu geschichtlichen Ereignissen, Persönlichkeiten und Kunst. Sie vermittelt aus eigenem Antrieb Exponate an ein Museum. Als sie noch gut zu Fuß war und das Haus verlassen konnte, knüpfte sie freundschaftliche Beziehungen zu einer bekannten Schriftstellerin und begleitete die Autorin auch in deren letzten Stunden. Sie ist bestens über das informiert, was aktuell in der Welt geschieht, und kommentiert engagiert das Zeitgeschehen.

Hoffen ist Tun und Schaffen, damit das Werk gelinge. Frau Wagner tut und schafft in ihrem Kopf. Sie kämpft. Wenn man mit ihr spricht oder ihre Briefe liest, sind ihre geistigen Muskelpakete zu spüren, ihr Stolz, ihre menschliche Größe. Ich nenne sie „die Geistkämpferin", in Anlehnung an Ernst Barlachs Skulptur *Geistkämpfer* vor der Nikolaikirche in Kiel. Sie zeigt einen Engel von zierlicher Statur, der nachdenklich, versonnen in die Ferne blickt. Er hält mit beiden Händen ein dünnes Schwert vor der Brust, die Schwertspitze gen Himmel gerichtet. Breitbeinig steht der Engel auf dem Rücken eines räudigen wolfhaften Tieres. Die Idee hinter der Plastik nannte der Künstler „der Sieg des Geistigen über das Irdische" (Hupp 1992, S. 27). Die Öffentlichkeit gab der Bronzeplastik den Namen „Geistkämpfer". Barlach übernahm diese Bezeichnung.

### Auch im hinfälligen Körper kann eine Löwin wohnen

Frau Wagner kommentierte die ihr zugeschriebene Beziehung zu Barlachs Bronzeplastik. Sie hatte Bilder von Barlachs *Geistkämpfer* aus dem Internet ausgedruckt. „Das ist ein Löwe und kein Wolf, auf dem die Figur steht", erklärte sie kategorisch und wischte das Argument, dass in der Literatur nur von einem Wolf die Rede sei, mit den Worten weg: „Das ist ein Löwe. Ich bin Löwe. Das ist ein Löwe." Dann zeigte sie ein Cartoon, die Zeichnung einer alten Frau vorm Spiegel, und sagte in der ihr eigenen schwarzhumorigen Art: „Ich schaue trotzdem in den Spiegel – mutig, weil ich Löwe bin."

### Energiequellen im gebrechlichen Körper

In der Geistkämpferin erleben wir, welche **Energie aus Wissen, Bildung, Kunst und offener Kommunikation** fließt für eine souveräne Lebensgestaltung mit einem gebrechlichen Körper und einer vom Schicksal geschundenen Seele. Diese Energie befähigt zu unbeugsamer, kritischer Ehrlichkeit gegenüber anderen und sich selbst. Der sarkastische Humor, aber mit einem gütigen Augenzwinkern, gehört auch dazu. Die „Löwin" wird das alles nicht „Hoffen" nennen wollen. Sie wird auch nicht trotz aller widrigen Umstände Ja **sagen** wollen zum Leben. Sie **tut** und **handelt** – wenn es ihre Gesundheit zulässt. Vielleicht nimmt nur ihr Körper wahr und drückt aus, **dass Hoffen getan wurde** durch Briefeschreiben, Telefonieren, Recherchieren.

### Gastfreundschaft für die Hoffnung

Das Beispiel Mathilde Wagner zeigt, dass Hoffen auf der einen Seite nicht immer ein ständiger Wegbegleiter sein kann und auf der anderen Seite zumindest zeitweise auch dann gelingen kann, wenn die meiste Zeit über Hoffnungslosigkeit vorherrscht.

Hoffnung bringt uns nicht das Frühstück ans Bett, begleitet uns nicht den ganzen Tag und singt uns kein Gutenachtlied. Wir können sie nicht abrufen oder kommandieren. Die Hoffnung ist scheu. Wir sollen die Tür offenlassen, der Hoffnung zuarbeiten und sie dankbar empfangen, wenn sie uns besucht.

**Das Geheimnis eines inneren Vorgangs respektieren: selbstkritische Anmerkung**

Ein Kunstkenner interpretierte den Barlach'schen *Geistkämpfer* so: Barlach habe „seine Botschaft und seine Selbsterfahrung vom Wesen Mensch durch die künstlerisch gestalteten Motive ... verschlüsselt" (Hupp 1992, S. 24). Durch die **Verschlüsselung** gibt der Künstler dem Betrachter **alle Freiheit**, die von der Skulptur ausgelösten Vorgänge als ganz **eigenes Erleben** in sich aufzunehmen. Die Verschlüsselung **schützt** gleichzeitig den inneren Vorgang des Künstlers. Barlach selbst nannte sein Werk die „äußere Darstellung eines inneren Vorgangs" (Hupp 1992, S. 9).

Auch Frau Wagners Leben, wie ich es wahrnehme, ist – unbewusst oder bewusst – für mich verschlüsselt. Dem ist mit Achtung zu begegnen. Jeder freche Entschlüsselungsversuch wird als besserwisserische Arroganz empfunden. Davor schützt keine Anonymisierung und keine Pseudonymisierung.

## 3.4  Souveränität ist die Hohe Schule des Hoffens

Souverän ist, wer sich einer Aufgabe verschreiben kann. Eine solche Aufgabe muss eine **Herausforderung** darstellen. Wenn man an einer solchen Aufgabe arbeitet, muss man das Gefühl bekommen: **Dies ist bedeutungsvoll, ich merke, wie ich wirklich am Leben teilnehme.** Es sollte etwas sein, das man aus innerem Bedürfnis heraus unternimmt. Man sollte für eine solche Aufgabe im Durchschnitt **vier bis fünf Stunden pro Tag** ansetzen. Die Aufgabe darf nicht überbürden; sie muss in **absehbarer Zeit abgeschlossen** sein.

Souveränität ist, was für den Dressurreiter die Hohe Schule ist. Das Pferd symbolisiert die emotionale Energie, der Reiter symbolisiert die steuernde Willenskraft. Souveränität und Hohe Schule gelingen durch Üben, Üben, Üben. Souveränität ist auch für das Hoffen eine Hohe Schule. Wer souverän hofft, sitzt nicht gebeugt und lässt den Kopf nicht hängen. Wer souverän hofft, sitzt aufrecht im Sattel, gewinnt ästhetisch schöne Züge. Doch souverän hoffen gelingt selten auf Anhieb. Wer beim ersten Impuls zu hoffen gleich auf ein Ziel losstürmt, versäumt, Hoffen als eigenständige Fähigkeit bedeutungsvoll zu erleben. **Hoffen kann die Sehnsucht stillen, mehr vom Leben zu spüren, als uns der Verstand zugesteht und die Träume uns erfüllen.** Hoffen ist nicht zu Ende, wenn ein angestrebtes Ziel erreicht wurde. Hoffen ist wie ein dahinfließender Fluss, der die Schiffe zu den Häfen und zu anderen Zielen trägt, aber sie nicht an Land festmacht. Wer souverän hofft, wird immer wieder in diesen Fluss eintauchen und die Hoffnung spüren, die trägt. So kann sich das Gefühl einstellen: „Meine Aufgabe ist bedeutungsvoll, ich erfahre am ganzen Körper, wie ich am Leben wirklich/wirkend teilnehme."

## Zusammenfassung

Die Welt kann verbessert werden – nicht nur in einem kleinen, begrenzten Umfang, sondern für viele Millionen Menschen. Der soziologische Nenner, der hinter Hoffen und Glück steht, ist ein handelnder Mensch, den das Leid der anderen tief bedrückt und der dennoch hofft. Es ist die Tat, die zählt. Professor Guttmann, der Vater der Paralympics, entwickelte die weltweit gültige Therapie nach Querschnittslähmung und gab Hunderttausenden neue Hoffnung. Hoffnungslosigkeit kann mit Hoffnungshandeln durchbrochen werden, zumindest zeitweise. Hoffnung ist scheu. Hoffen kann die Sehnsucht stillen, mehr vom Leben zu spüren, als uns der Verstand zugesteht und die Träume uns erfüllen.

## Literatur

British Academy (2015) Tanni Grey-Thomson on Sir Ludwig Guttmann, founder of the Paralympic Games [Youtube-Video, 06.11.2015]. https://www.youtube.com/watch?v=s6iAwMdLT4E. Zugegriffen am 24.03.20
Hupp K (1992) Der Kieler Geistkämpfer von Ernst Barlach: Darstellung, Deutung und Geschichte. Husum Druck- und Verlagsgesellschaft, Husum
International Paralympic Committee (2013) London 2012 brought Sir Ludwig Guttmann's dreams to life [31.08.2013]. https://www.paralympic.org/news/london-2012-brought-sir-ludwig-guttmann-s-dreams-life. Zugegriffen am 24.03.20

# 4

# Hilfen bei Schicksalsschlägen: das unbeschädigte Selbst und das gesunde „Ich"


Wir bewundern Menschen, die von Schicksalsschlägen getroffen wurden und trotzdem Ja zum Leben sagen, die ihrem beschädigten Leben durch Hoffnung Kraft verleihen und Sinn geben, wenn sie ergreifen, „was doch noch möglich sein könnte". Das gelingt bei unbeschädigtem „Selbst" und gesundem „Ich". Bei beschädigtem Selbst (besonders durch Missbrauch in der Kindheit) und bei beeinträchtigter Ich-Entwicklung (Beispiel Schizophrenie) ist auch die Hoffnungsfähigkeit beeinträchtigt. Vier Grundbedürfnisse des Menschen (Grave) sollten erfüllt sein, damit sich sein Selbst unbeschädigt entwickelt und er hoffnungsfähig wird: Orientierung/Kontrolle, Lust/Unlustvermeidung, Bindung, Selbstwert.


## 4.1 Hoffnung als Chance: das Mögliche ergreifen

Der Arzt und Philosoph Karl Jaspers, der mit einem schweren Lungenleiden (Bronchiektasen) behaftet war, sah Hoffnung als Chance: „Die Chance lag in der Hartnäckigkeit, jeden guten Augenblick zu ergreifen und unter allen Umständen die Arbeit fortzusetzen" (Jaspers 1984, S. 14). Bei Jaspers erkennen wir die zwei Anteile der Hoffnung, den emotional-kognitiven und den Handlungsteil. Der **emotional-kognitive Teil** betrifft die **Wahrnehmung des Wunders Hoffnung.** Dieser Teil wird sich des Wunders bewusst und bekennt sich dazu (dass es Hoffnung ist, was wirkt), was sich darin ausdrückt, dass das Wunder **beim Namen genannt** wird: Hoffnung. Der **Handlungsteil** ist der **Vollzug** der Hoffnung, das **Ergreifen** des Augenblicks, die Fortsetzung der


© Springer-Verlag GmbH Deutschland, ein Teil von Springer Nature 2020
K.-D. Hüllemann, *Hoffen und die Lust zu leben,*
https://doi.org/10.1007/978-3-662-61407-5_4

Arbeit, also das **Tun und Schaffen,** damit das **Werk** gelinge – ein Werk-Stück, ein Stück des Werkes (Wirkens) im Leben.

**Hoffen ist an Taten zu erkennen, weniger an Worten**
Bei manchen Menschen schließen wir allein durch ihr **Handeln** darauf, dass sie hoffen. Sie tun Dinge und schaffen, ohne dass sie es müssten. Sie brauchen, um ihre erheblichen körperlichen Einschränkungen zu kompensieren, keine Briefkontakte zu pflegen wie Mathilde Wagner (s. Abschn. 3.3) und keine Rollstuhlexpedition in die Anden zu unternehmen wie Professor Rüdel (s. unten). Ihr Handeln geht über die psychische Widerstandsfähigkeit, die Fähigkeit, Krisen zu meistern (was man als Resilienz bezeichnet), hinaus. Sie schaffen ein **Werk-Stück des Lebens.** Während diese Menschen das tun, nehmen sie an jeder Minute ihres Lebens teil. Sie vollziehen die Hoffnung, setzen sie in die Tat um. Doch sie zögern oder lehnen es sogar ab, ihre bewundernswerten Aktivitäten mit Hoffen in Zusammenhang zu bringen. Professor Rüdel, von dem weiter unten noch ausführlicher die Rede sein wird, schrieb mir: „Du könntest mich als ein Paradebeispiel eines Menschen nehmen, der wirklich glücklich ist, ohne große Hoffnungen zu haben. Der Grund für meine Konstitution ist m. E. meine Angstfreiheit." Frau Wagner, die „Geistkämpferin", wehrt sich vehement, im Zusammenhang mit ihrem Tun und Handeln von Hoffnung zu sprechen. „Ich habe keine Hoffnung!" ist ihre klare Aussage.

Ich frage mich, welcher Art und wie gefestigt müssen Menschen sein, die trotz Leid, Bedrohung und (bei vielen) Angst unbeirrt hoffen. Für mich zählen zu diesen Menschen auch jene, die **sagen,** sie hätten keine Hoffnung oder keine große Hoffnung. Authentisch und glaubhaft **zu tun, was zu tun (noch) möglich ist,** bewahrt davor, gelähmt und handlungsunfähig zu werden.

Ich frage mich auch, warum andere nicht hoffen können. Nach klinischer Erfahrung sind **alle Menschen mit der Fähigkeit zu hoffen ausgestattet, wenn sie ein unverletztes Selbst haben.** Menschen mit einem verletzten Selbst können nur eingeschränkt oder gar nicht hoffen.

## 4.2   Des Menschen Kern, das Selbst, die Seele und das Ich verstehen

Mit dem „Selbst", der „Seele" und dem „Ich" ist es so eine „Sache". Das sind keine Dinge, die man in die Hand nehmen kann, weshalb Kritiker (s. unten) sagen, es gebe sie gar nicht. Wenn die Kritiker von „Hirngespinsten" sprechen, haben sie in gewissem Sinne sogar recht: Das, was wir „Seele", „Selbst" oder „Ich" nennen, „spricht" weder unsere Wortsprache, noch besitzt es ein

Passbild. Das Gehirn entwirft („spinnt") die Sprachformen und die Bilder für das, was wir zu **spüren** meinen, was wir **vermuten,** was wir **erhoffen,** was wir vielleicht „im Grunde" wollen. Was wir in Literatur und Alltagssprache „Seele" nennen, wird in der Psychologie „Selbst" genannt. „Selbst" ist ein künstlicher oder konstruierter Begriff, ein Konstrukt. Goethes Metapher im *Faust* („des Pudels Kern") ist griffiger. Ich benutze die Wörter „Kern", „Selbst" und „Seele" hier synonym.

Wem nun die Ausführungen zur Seele nicht taugen, der wird trotzdem die Wörter „Seele" oder „Selbst" verstehen und auch benutzen, denn diese Bezeichnungen besitzen eine Bedeutung und Kennzeichnungsfunktion, wie wir sie von Marken kennen (Hüllemann 2007), von „brand names" und „labels", und sind Kürzel, d. h. Kurzverständigungsformen für Angebote, ähnlich den Firmennamen von Discountern, bei denen wir Nahrungsmittel nach unserem Geschmack in den Einkaufswagen packen und nicht nach Türbeschlägen oder Blockflöten suchen. Kurz: Mit Begriffen wie dem der **Seele** kann man arbeiten und sich mit anderen hinlänglich darüber verständigen, um was es geht. Solche Begriffe sind ein Kulturgut der Menschheit, vor allem auf den Gebieten der Religion, der Philosophie und der Kunst, aber auch auf dem Gebiet der Wissenschaft, nämlich der Lehre und Forschung zur Seele, der Psychologie. In neuerer Zeit werden wissenschaftliche Fragen zur Seele auch mit den Methoden der Hirnforschung bearbeitet.

Kern, Selbst, Seele und Ich sind **gewachsene Begriffe**. Sie haben sich in der Zeit entwickelt, als die Menschen neugierig wurden, sich selbst näher kennenzulernen und, umgangssprachlich formuliert, herauszufinden, wie sie ticken. In Geschichten und Abhandlungen wurden und werden diese Begriffe veranschaulicht.

Das „Ich" wiederum steht für die Fähigkeit, Entscheidungen zu fällen, so auch den Entschluss zu fassen, die Haltung Hoffnung zu wählen. Der Begriff „Ich" bezeichnet gewissermaßen eine Gesetzgeberfunktion im Menschen. Wegen dieser zentralen Bedeutung werden im Folgenden einige philosophische und medizinisch-psychiatrische Aspekte des Begriffs „Ich" skizziert.

## Das Ich

### Philosophische Aspekte

Habermas (2019, S. 237) weist darauf hin, dass „die Selbstverhältnisse", die mit dem Namen „Ich" verbunden seien, sich erst herausbilden konnten, nachdem der Mensch eine kommunikationsfähige Sprache beherrschte. Das „Ich" sei eine „soziale Konstruktion". Für die „Seele" und das „Selbst" gilt nach meiner Auffassung dasselbe. Schon allein deshalb konnte Virchow (s.

unten) bei seinen Leichensektionen keine „Seele" finden. Der Historiker Harari (s. unten) hat – vielleicht unfreiwillig – recht, wenn er ausführt, dass Seele, Selbst und Ich genauso real seien wie der Osterhase und der Nikolaus. Ja, der Hase mit den bunt bemalten Eiern und der weißbärtige Mann im roten Mantel sind eben auch soziale Konstruktionen. Aus dieser Erkenntnis folgt, dass „auch die neurologische Suche nach einer Zentralinstanz [für das Ich] inmitten der dezentral vernetzten Hirnströme ergebnislos bleiben muss" (Habermas 2019, S. 237). Habermas betont: Der „Selbstbezug auf ein Ego [Ich], dem Bewusstseinszustände zugeschrieben werden können", könne „sich erst mit der sozialkognitiven Fähigkeit zur Übernahme der Perspektive des Anderen auf ‚mich' herausbilden". Damit habe sich „gewissermaßen das subjektive Bewusstsein aus seinem egozentrischen Gebäude befreit" (Habermas 2019, S. 262 f.).

**Medizinisch-psychiatrische Aspekte**
An Hebephrenie (einer schweren Form der Schizophrenie) erkrankte Menschen sind nach eigenen Untersuchungen sowohl in ihren schon erwähnten sozialkognitiven wie auch in ihren sozialemotionalen Fähigkeiten beeinträchtigt. Ich hatte Jugendliche, die an dieser einschneidenden Erkrankung litten, für meine Doktorarbeit untersucht und zwei Jahre begleitet (K.-D. Hüllemann 1965). Wenn diese Patienten z. B. von einprägsamen Ereignissen wie dem Tod eines Familienmitglieds berichteten, schienen sie innerlich überhaupt nicht beteiligt zu sein. Kein emotionales Mitschwingen war zu verzeichnen, was man im psychiatrischen Sprachgebrauch als „fehlenden affektiven **Rapport**" bezeichnet. Das „Ich" der Patienten verharrte auf einer frühen Entwicklungsstufe, in der die von Habermas genannte „Fähigkeit zur Übernahme der Perspektive des Anderen auf ‚mich'" nicht erreicht werden konnte. Das durch die Krankheit beeinträchtige „Ich" konnte auch kein erwachsenes Hoffen entstehen lassen, welches im zwischenmenschlichen Bereich die Einstellung des anderen ahnt und kalkuliert.

Ein gesundes „Ich" und, wie weiter unten ausgeführt, ein unverletztes „Selbst" sind wichtige Voraussetzungen, um **mit klarem Verstand unerschütterlich hoffen** zu können.

# Kern/Selbst

Jeder Mensch kommt mit seiner Kern-(Selbst-)Energie auf die Welt. Erlebnisse und Erfahrungen prägen sich als Ein-Drücke ein. Die Kern-Energie treibt das Tun und Schaffen voran, damit das Werk vollendet werde. Das Antreiben können wir Hoffen nennen, wenn es auf eine positive Zukunft gerichtet ist, eine schöne, freie, helle Zukunft, in der es eine Lust ist, zu leben (s. unten: Grundbedürfnis nach Lust/Vermeidung von Unlust).

Der **Kern** heißt im Sanskrit „**Atman**" – das, was immerwährend und unzerstörbar ist in einem Wesen. Bei Übersetzungen ins Deutsche wird „Atman" mit „Selbst" und auch mit „Seele" übersetzt. In einer der wichtigsten heiligen Schriften des Hinduismus, der *Bhagavad Gita,* ist das **Selbst** das Kern-Zentrum, das menschliches Handeln steuert. In den Versen der *Bhagavad Gita* heißt es: „Mächt'ger als dieser der Verstand, weit mächt'ger noch das ew'ge Selbst. Wenn seine Macht du hast erkannt, dann stärke durch das Selbst dein Selbst" (Bhagavad Gita 1955, S. 45).

Das Selbst ist also eine Mitgift, eine Summe von Veranlagungen oder Begabungen, die nur noch entwickelt werden müssen, ähnlich der Anlage, sprechen zu lernen.

## Die Seele

### Meine Kinderfantasie

Sie war dünn und biegsam wie Schilfrohr, umhüllt von einem weiten Kleid aus blassem, grasfarbenem Tüll. Der Kopf war dem eines Hahnes ähnlich, mit auffallend weißem Kamm, nicht rot. Es war eine geschmeidige junge Seele, einen Kopf kleiner als ich. Sie schwebte durch die Baumwipfel, manchmal schaukelte sie auf einem Ast. In melancholischen Stimmungen kann ich sie auch heute noch zwischen den Blättern des herbstbraunen Ahorns ahnen.

### Die schöne Seele der Romantik

Als in früheren Zeiten Wanderer noch die **blaue Blume** suchten, mussten sie wohl eine Seele haben. Wenn man im Frühsommer mit dem Mountainbike zum Chiemsee fährt, sieht man auf dem Weg durch das Bergener Moos die blauen Lilien blühen. Ein wenig später im Jahr blüht auf den Almwiesen der blaue Enzian. Wer da eine Seele hat, nimmt mehr als Farbe in sich auf. Und durch die Seele wird das Land zu einem Zuhause. So hat es Eichendorff in dem Gedicht „Mondnacht" beschrieben: „Und meine Seele spannte/weit ihre Flügel aus,/flog durch die stillen Lande,/als flöge sie nach Haus."

### Virchows seelenlose Leichen

Der weltberühmte Pathologe Rudolf Virchow (1821–1902) von der Charité zu Berlin, Universalgenie des 19. Jahrhunderts, bekannte: „Ich habe so viele Leichen seziert und nie eine Seele gefunden." Natürlich hat Virchow nicht nach der Seele gesucht. Als Naturwissenschaftler, der vorwiegend sicht- und fassbare Sachverhalte beschrieb, hat er sich mit seinem Ausspruch über philosophische und theologische Bilder einer unsterblichen Seele lustig gemacht. Er verabscheute Geschwafel, ihm lag das Anpacken, die Tat. Armen und Notleidenden half er auf sehr konkrete Weise. So setzte er sich mit aller Kraft dafür ein, dass in Berlin eine Wasserversorgung gebaut wurde. Die Armen bekamen Zugang zu sauberem Wasser, was auch die Seuchengefahr eindämmte. Virchow gab mit seiner Arbeit der Welt sichtbare und greifbare Hoffnung. Ihm war gut handeln wichtiger als andächtig schwärmen, wie es in Lessings *Nathan der Weise* (1. Aufzug, 3. Auftritt; Hervorh. im Orig.) heißt: „Begreifst du aber, / Wieviel **andächtig schwärmen** leichter als/**Gut handeln** ist? Wie gern der schlaffste Mensch/Andächtig schwärmt, um nur – ist er zuzeiten/Sich schon der Absicht deutlich nicht bewußt –, /Um nur gut handeln nicht zu dürfen?"

## Hararis seelenloser Algorithmus

Der Historiker Yuval Noah Harari ist kein Hoffnungsbringer, er ist ein Mahner. Im Klappentext seines Bestsellers *Homo Deus* (2018) heißt es: „In unserer Gier nach Gesundheit, Glück und Macht könnten wir uns ganz allmählich so weit verändern, bis wir schließlich keine Menschen mehr sind." Der Autor, der in Israel lehrt, hat in seiner „Geschichte von Morgen" – so der Untertitel – eine düstere Zukunft gezeichnet. Würde einst nur noch **künstliche Intelligenz (KI)** Mensch und Maschine steuern, würde auf der Erde ein uns fremder Menschentyp leben. Beim Lesen dieser hoffnungslosen Zukunftsaussichten sehen wir vor unserem geistigen Auge diesen neuen Menschentyp **als Puppe an den Fäden des Algorithmus** zappeln. Kreativität, Freude und Kummer, Lust, Fantasie, Mitgefühl und Liebe, Hoffnung gibt es nicht mehr – keine Seele, kein Selbst, kein Ich. Und so zitiert Harari spöttische Aussagen von Wissenschaftlern: Wenn man die Evolutionstheorie richtig verstehe, dann müsse man erkennen, dass die Seele, das Selbst und das Ich „genauso real" seien „wie … der Nikolaus und der Osterhase" (Harari 2018, S. 392). Menschliche Sinnesempfindungen und Gefühle seien „biochemische datenverarbeitende Algorithmen" (Harari 2018, S. 149). Unter dieser Sichtweise wäre die Gier des Homo Deus kein ungezügeltes Verlangen, sondern das wertfreie Ergebnis eines Rechenprozesses. Nicht kalkuliert werden die Folgen der Gier, insbesondere, wie sie die zwischenmenschlichen Beziehungen und vielleicht auch das eigene Gewissen belastet.

## Das Hoffen und die Algorithmen

Es gibt die Meinung, das Leben allgemein und so auch menschliches Leben bestünde darin, die Programme auszuführen, die von den Algorithmen vorgegeben seien. Das ist in manchen Bereichen richtig. Der Algorithmen-Pool des Erbguts bestimmt mehr oder weniger unser Aussehen („ganz der Papa") und manchmal auch das Verhalten, zum Beispiel das Temperament („Das hat sie von ihrer sizilianischen Großmutter"). Manches gefällt nicht (rote Haare oder vorzeitiger Haarausfall) anderes macht stolz (hohe Intelligenz). Wir brauchen uns jedoch nicht um die uns innewohnenden biochemischen und elektrophysiologischen Algorithmen zu kümmern, solange keine Störung auftritt. Bei **äußeren Algorithmen** – von Staat, Wirtschaft, Parteien – sind eine gewisse Wachsamkeit und Vorsicht angebracht, um nicht Gefahr zu laufen, manipuliert zu werden.

Mit Algorithmen kann und muss man **rechnen**. Doch mit der Hoffnung kann man **fliegen** wie mit der Seele in Eichendorffs Gedicht. In welcher Stimmung unser Leben abläuft, hängt wesentlich davon ab, welches Modell uns mehr liegt: die **Methode** Algorithmus oder die **Haltung** Hoffen.

Wenn Hoffen und Algorithmus zwei verschiedene Währungen wären, mit denen wir für unseren Lebensbedarf und für Geschenke bezahlen müssten, welche Währung wäre uns am sympathischsten, sodass wir immer etwas davon in unserer Geldbörse mit uns herumtragen möchten? Diese Entscheidung kann nicht abschließend aufgrund von Verstandesargumenten getroffen werden. Es ist der **Entschluss**, der entscheidet, mit welcher Währung gezahlt wird. Ich möchte mit diesem Buch den Entschluss stärken, **Hoffen zur besseren Wahl zu machen** (vgl. Abschn. 3.4).

## 4.3  Psychische Grundbedürfnisse und Grundfähigkeiten des Selbst

Ich war davon ausgegangen, dass die Fähigkeit zu hoffen davon abhängig ist, ob der Mensch über ein gesundes Selbst verfügt, ob sein Wesenskern unverletzt geblieben ist, vor allem während der kindlichen Entwicklungsphasen. Unabhängig von Äußerungen über die Seele –vom Nicht-vorhanden-Sein (Virchow) über das Lächerlichmachen (Harari) bis zum höchsten Gut *(Bhagavad Gita)* – benutze ich im Folgenden die Worte „Seele" und „Selbst", wie erwähnt, wie einen Markennamen oder ein Markenzeichen, unter dem man konkrete Angebote findet; wir geben also auch hier wie für die Hoffnung keine Definition, nur Anwendungsbeispiele.

Die psychologische Forschung hat Bedingungen ausgemacht, die für die Reifung des Selbstkerns notwendig sind. Die von Grawe (2004) aufgestellten **vier Grundbedürfnisse des Menschen** entsprechen meiner klinischen Erfahrung. Diese Grundbedürfnisse müssen erfüllt werden, damit sich die

**Grundfähigkeiten** im Selbst voll entfalten können. Grundbedürfnisse werden also vorausgesetzt, wenn sich Grundfähigkeiten durch Erfahrung, Lernen und Üben voll ausbilden sollen. Bedürfnisse motivieren, Fähigkeiten zu erwerben. Die Bedürfnisse und die Fähigkeiten stehen in einer Wechselbeziehung. Laut Grawe sind die vier Grundbedürfnisse durch die Evolution vorgegeben. Wenn sie erfüllt sind, ist das Nest gebaut, in dem das Selbst Grundfähigkeiten, wie die des Hoffens, unbeschädigt zur Reife bringen kann.

**(1) Orientierung und Kontrolle** Sich in der Welt zu **orientieren** bedeutet, die neue Umgebung kennenzulernen. Wo bin ich sicher und geborgen, wo finde ich mich auch im Dunkeln zurecht? Wie kann ich sicher über die Straße gehen? Ich brauche Orientierung, um Lebensabläufe zu steuern und zu **kontrollieren**, um eigene Pläne zu entwerfen und deren Ausführung zu überwachen. Und ich muss einen **Sinn** in meinem Bemühen erkennen. Macht es für mich keinen Sinn, fallen die „Teile" auseinander, und ich stehe da wie der Student in Goethes *Faust*, den Mephisto belehrt: „Wer will was Lebendiges erkennen und beschreiben, /Sucht erst den Geist herauszutreiben, /Dann hat er die Teile in seiner Hand, /Fehlt leider! nur das geistige Band" (*Faust I*, V. 1936–1938).

Was bedeutet der „Sinn", den ich erkennen muss? Der Linguist und Psychotherapeut Paul Watzlawick gab einmal in einem Seminar Wiener Schmäh von sich. Wenn Menschen zu ihm kämen und das Anliegen äußerten, den Sinn zu suchen, dann antworte er: „Geh, den such ich auch. Wann S' 'n find'n, seien S' so gut und schicken S' a Koarden" (eine Karte). Für mich bedeutet „Sinn": **spüren und erkennen, dass ich lebe**, am Leben teilhabe, es irgendwie „begreife".

**(2) Lust und Vermeidung von Unlust** Gegen die Unlust im zwischenmenschlichen Bereich gibt es drei Möglichkeiten:

- **Vermeidung:** Wir müssen nicht auf überfüllten Skipisten fahren, wenn uns das unbehaglich ist. Wenn jedoch ein Konflikt unter den Teppich gekehrt wird, ist die Unlust nur für den Augenblick abgeschwächt. Der Konflikt wächst wie in einem Brutschrank und macht sich später Luft.
- **Klärung (Austragung):** Wir müssen miteinander reden. „Richtig streiten kann man sich nur mit Freunden", sagte mir einmal ein Mitarbeiter. Manchmal ist Hilfe von Außenstehenden notwendig, auch therapeutische.

- **Adaptation:** Manche Konflikte sind nicht lösbar, oder es lohnt sich vom Aufwand her nicht, sie zu lösen. Also muss man lernen, den **Konflikt auszuhalten.** Das gelingt, weil jeder Mensch die Fähigkeit hat, sich an körperlich und seelisch belastende Situationen zu adaptieren. Bekannt ist die Adaptation an große geografische Höhen. So gelang es dem Bergsteiger Messner, ohne Sauerstoffgerät Achttausender im Himalaja zu besteigen. Goethe überwand seine Höhenangst, indem er wochenlang immer wieder den Turm des Straßburger Münsters bestieg.

**(3) Bindung** Wir wollen Verbindungen knüpfen zu anderen Menschen, zu ausgesuchten Teilen der organisierten Lebenswelt wie der Berufstätigkeit, zum Aufbau eines vertrauten Lebensraums, den man **Heimat** nennen kann. Dieses Grundbedürfnis und diese Grundfähigkeit wird in erster Linie als (psychologische) **Bindung** an die Eltern beschrieben, besonders an die Mutter. Das muss nicht die leibliche Mutter sein. Viele wissenschaftliche Untersuchungen am Menschen und am Affen bestätigen, dass warme, weiche, kuschelige Geborgenheit und Zärtlichkeit mit (möglichst liebevollen) Hautkontakten für die menschliche Entwicklung wichtig sind, wichtiger noch als die Nahrungsaufnahme, die auf das Notwendigste beschränkt sein kann.

Bedeutsam ist für viele Menschen auch die Bindung an eine Region. Manche Menschen inszenieren sogar Kündigungsanlässe, nur damit ein Arbeitsverhältnis in einer ungewohnten Umgebung schnell beendet wird und sie in ihre gewohnte Umgebung zurückkehren können. Ich selbst vermisste die Berge meiner Kindheit in Friedrichroda im Thüringer Wald. Erst als wir nach vielen Jahren im oberbayerischen Bergen sesshaft wurden, fühlte ich mich wieder zu Hause angekommen. Bindungen können auch in Bezug auf Organisationen wie die Freiwillige Feuerwehr oder Traditionen wie das Tragen einer Tracht bestehen.

**(4) Selbstwerterhöhung/-schutz** Sich selbst zu lieben, zu achten und wertzuschätzen, schlichter gesagt: sich zu mögen, bedeutet nicht Egoismus oder Narzissmus. Es bedeutet, ein nötiges Selbstvertrauen zu besitzen. Einfache Übungen für Selbstakzeptanz finden sich bei Bohne (2013). Wir formulieren in diesem Sinne einen Zuspruch an uns selbst: „**Auch wenn mir manches misslingt und manche Menschen mich herabwürdigen, bin ich weiterhin davon überzeugt, dass ich ein wertvoller Mensch bin, den man lieben kann und zu dem ich voll und ganz stehe.**“

## 4.4    Das unbeschädigte Selbst

In allen Menschen ist die Fähigkeit zu hoffen angelegt. Diese Anlage bedarf der Ausbildung, so wie die Anlage zu sprechen vorhanden ist, die Fähigkeit aber ausgebildet werden muss. Hoffen entwickelt sich in enger Verbindung mit der Entfaltung des **Selbst**, des **Selbstbewusstseins** und der **Selbstsicherheit.**

**Die erste Emanzipation**
Das frühe Selbst erlebt, dass Körper und Seele eine Einheit sind; der Körper ist Seele, und die Seele ist Körper: Wir beobachten, wie ein kleines Kind sich begeistert bemüht, ohne fremde Hilfe **selbst** zu **stehen.** Noch greift es zur Hand der Mutter, lateinisch: *manus capere*. Später versucht es, die Hand der Mutter loszulassen, lateinisch: *e manus capere*. Wenn die ersten eigenständigen Schritte gelingen, ist das Kind riesig stolz. Diese erste **Emanzipation** (e manus capere) ist geboren aus der Einheit von Körperlichkeit – dem **Aufrichten des Körpers** – und dem seelischen Erleben, dem Stolz, dem **Aufrichten der Seele.**

**Ein unbeschädigtes Selbst kann Träume ins Leben bringen**
In *Das Buch der sechsundzwanzig Beine. Mit dem Rollstuhl in den Anden* (Rösing u. Rüdel 1997) schildern die Autoren packend, wie sie es schafften, anscheinend unverrückbare Grenzen einer Behinderung zu überwinden und ihre Träume wahr werden zu lassen:

„Reinhardt Rüdel, seit sechzehn Jahren an den Rollstuhl gebunden, möchte seine Lebenspartnerin Ina Rösing in deren Forschungsgebiet, die Kallawaya-Region tief in den bolivianischen Anden (4000 Meter hoch) begleiten. Ein unrealistischer Traum? Es scheint so. Doch die beiden lassen sich nicht abschrecken. Mit Mut, Willenskraft und Phantasie machen sie sich an die Verwirklichung ihres Traumes. Sorgfältig muss geplant werden, wie Reinhardt Rüdel mit Hilfe von ‚Ersatzbeinen‘ wie Pferd, Jeep, Trägern und speziell konstruierten Rollstühlen sein Ziel erreichen kann.

Was bei diesem Abenteuer beeindruckt, ist nicht die technische Leistung, sondern die Initiative von Menschen, die zeigen, was möglich ist, wenn zwei es wagen, ihre Träume allen Widerständen zum Trotz ins Leben zu bringen.

Wenn man die Aufzeichnungen von Ina Rösing und Reinhardt Rüdel über ihr Abenteuer und ihre Begegnungen mit Menschen, die noch nie einen Rollstuhlfahrer gesehen haben, liest, wird man bestehende Vorstellungen von behindert und nicht behindert über den Haufen werfen müssen. Am Ende wird man sich fragen, ob nicht in Wirklichkeit diejenigen unter den Gesunden behindert sind, die keinen solchen Lebenswillen in sich spüren oder nicht den Mut haben, ihre Träume zu verwirklichen." Es zeigt sich, „was möglich ist, wenn es Menschen gelingt, eigene Grenzen zu überwinden" (Klappentext, Wiedergabe mit freundlicher Genehmigung der Autorin und des Autors).

„Wie in einem Märchen", schreibt Ina Rösing, die spätere Frau von Reinhard Rüdel: „Es ist hinreißend, einen geliebten Menschen durch diese wilde Berglandschaft zu führen. Re´, gewohnt, kleiner zu sein, war jetzt größer als alle. Re´, nur Rollstuhlräder gewohnt, wurde bewegt auf echten Beinen. Seine Begeisterung war mitreißend. Erhobenen Hauptes, den Schopf im Wind, machte er vom Pferd herab die schönsten Liebeserklärungen. Liebeserklärungen an mich. Liebeserklärungen an Tawantinsuyo. Liebeserklärungen an das Leben. Unbeschreiblich glückliche Momente!" (Buchrückentext, Wiedergabe mit freundlicher Erlaubnis der Autorin und des Autors).

**Die Entscheidung treffen, nicht jetzt zu sterben: Milton H. Erickson**
Erickson wurde am 5. Dezember 1901 geboren. Mit 17 Jahren erkrankte er an Poliomyelitis. Zufällig hörte er, wie der Arzt seiner Mutter sagte, sie werde ihren Sohn noch vor dem Morgengrauen verlieren. Ericksons Empörung über die mangelnde Sensibilität des Arztes gegenüber einer Mutter, der so etwas Schreckliches gesagt wurde, stachelten seinen unbändigen Wunsch zu leben an („fuel his tenacious desire to live"; Zeig u. Munion 1999, S. 6). Er fasste den festen Entschluss, an diesem Abend den Sonnenuntergang zu sehen. Die Mutter dachte, ihr Sohn spreche im Delir, als er verlangte, ein Möbelstück mit einem Spiegel in einem bestimmten Winkel zu seinem Bett aufzustellen, damit er den Sonnenuntergang hinter dem Westfenster beobachten konnte. Außer dem Sonnenuntergang blockte er alles ab. Nachdem er den Sonnenuntergang gesehen hatte, verlor er für drei Tage das Bewusstsein (Zeig u. Munion 1999, S. 6).

Erickson starb nicht. Die Genesung dauerte lange. Noch im Herbst 1920 ging er an Krücken. Mit einem Freund plante er eine gemeinsame zehnwöchige Kanutour. Als der Freund absprang, ließ Erickson nicht den geringsten Zweifel daran, dass er dann eben allein fahren würde. Er nahm Proviant für zwei Wochen mit, einige Lehrbücher und 4 Dollar. Unterwegs arbeitete er bei Farmern, um Geld fürs Essen zu verdienen. Manchmal wurde er auch bezahlt, wenn er mit kulinarischem Geschick köstliche Speisen zauberte. Als er zehn Wochen später nach Hause zurückkehrte, hatte er 1200 Flussmeilen zurückgelegt. Er war kräftiger geworden, hinkte noch leicht, konnte aber ohne Krücken gehen und hatte jetzt 8 Dollar in der Tasche. Diese Kanutour mit all ihren unvorhersehbaren schwierigen und (auch) erfreulichen Umständen – schlechtes Wetter, Erschöpfung, Geldverdienen, Bekanntschaften – symbolisiert den **unbeugsamen Willen zu leben, das Leben zu meistern**. Dieses Symbol zeigt auch Ericksons Grundüberzeugung („philosophy"), dass das **Leben keine Herausforderung aufbaut, ohne gleichzeitig auch Chancen einzuräumen** und Mittel und Wege zu weisen, die Herausforderung bestehen zu können („It symbolized an implicit philosophy founded on the premise that life presents no challenge without also providing opportunity and means to overcome that challenge", Zeig und Munion 1999, S. 8).

Nach 1953 war Erickson nur noch ganz selten schmerzfrei. Der Muskelschwund nahm zu. Ab 1967 war er auf den Rollstuhl angewiesen. In seinen späten Jahren konnte Erickson nur noch mit der Hälfte seines Zwerchfells und einigen Zwischenrippenmuskeln atmen, er sah Doppelbilder und hatte Hörstörungen. Er musste neu lernen, artikuliert zu sprechen, weil er die Zahnprothese wegen der Schmerzen nicht mehr tragen konnte. Trotz dieser gesundheitlichen Widrigkeiten wirkte er fröhlich, humorvoll und anregend (Zeig und Munion 1999, S. 18).

Hier soll nicht der Eindruck erweckt werden, dass bei chronischer Krankheit nur jene Menschen Hoffnungsleistungen erbringen können, die berühmt sind oder besondere intellektuelle Begabungen aufweisen. Hoffnungsleistungen, wie sie in vergleichbar niederschmetternden Lebensumständen die „üblichen" unbekannten Alltagsmenschen vollbringen, sind wahrscheinlich noch höher einzuschätzen, fehlt diesen Menschen doch der Schub öffentlicher Anerkennung. Sie erbringen ohne großes Aufheben Hoffnungsleistungen – wie Rosi im folgenden Beispiel.

### Lebensmeisterung ohne viel Aufhebens: Rosi

Es war an einem Freitag im Winter, als Rosi anrief und fragte, ob meine Frau frei habe und Lust auf eine kleine Bergwanderung. Beim Biathlon zuschauen wolle sie nicht, das Stehen in der Kälte verstärke die Schmerzen. Bei Bewegung seien sie erträglicher. Sie wolle unbedingt das schöne Wetter nutzen. Ob es mir gut gehe? Ich fragte zurück, wie es ihr gehe. „Ach, die Schmerzen sind wieder heftiger. Sie vertreiben den Schlaf. Die Medikamente nehme ich, aber ich habe eine Abneigung dagegen. Das eine wird auch bei Krebs gegeben. Eine Zeit lang musste ich pausieren wegen der Gürtelrose." Ich versuche Rosi zu beruhigen, indem ich ihr erklärte, dass dieses Medikament in der Krebsbehandlung in einer viel höheren Dosierung verabreicht wird. Ja, das sei wohl der Grund ihres Vorbehaltes. Dann wechselte sie das Thema und kehrte zum schönen Wetter zurück.

Rosi, die Bäuerin, ist 62 Jahre alt. Schon in jungen Jahren hatte sie ihren Mann verloren. Er starb an Magenkrebs. Sie zog die drei Kinder groß, die inzwischen selbstständig sind und eigene Familien haben. Bis der Sohn den

Betrieb übernahm, kümmerte sie sich erfolgreich um die Landwirtschaft. Rosi ist naturverbunden, sportlich und eine leidenschaftliche Bergwanderin. Jeder erreichte (auch kleinere) Gipfel bestärkt sie in ihrer Überzeugung, dass noch vieles möglich ist. Ich kannte Rosi schon über zehn Jahre, als ich erfuhr, dass sie unter fortschreitendem Rheuma leidet und von Schmerzen wechselnder Intensität geplagt wird. Hand- und Fußgelenke sind hauptsächlich betroffen. Sie war glücklich, als ihre Zehen nach Operationen in einer Rheumaklinik wieder geradegerichtet waren. Rosi ist eine Frau, die aktiv ihre zum Teil mit schwerer körperlicher Anstrengung verbundene Lebensarbeit leistet und gern zu ihrer gemütlich eingerichteten Almhütte wandert (zwei Stunden steiler Aufstieg). Klagen über die sie fast ständig quälenden Schmerzen sind von ihr nicht zu hören. Manchmal kann man an ihren Gesichtszügen ablesen, dass es wieder besonders schlimm ist, dann nimmt sie vielleicht eine zusätzliche Schmerztablette. Rosi ist ein geselliger und fröhlicher Mensch. Sie trägt ihr Schicksal ohne viel Aufhebens. Wie sie das Leben meistert, nötigt mir hohe Achtung ab.

## 4.5  Das beschädigte Selbst

Wenn während der Entwicklungsphase der Kindheit, in der die **Grundbedürfnisse** erfüllt werden sollten, Störungen eintreten, können die **Grundfähigkeiten** des Selbst beschädigt werden; es bleibt ein **beschädigtes Selbst.**

Im Erwachsenenalter ist das Selbst gefestigter. Sogar schwere Traumatisierungen wie eine Verschüttung oder ein Konzentrationslager kann ein stabiles Selbst durchstehen. Das Kind jedoch nimmt schon Schaden, wenn es zu wenig Schutz, Liebe und Zärtlichkeit erfahren hat, um das Grundbedürfnis nach Bindung zu befriedigen. Meist sind dann auch andere Grundbedürfnisse vernachlässigt worden, wie die nach Kontrollierbarkeit der Lebensumstände, nach Lust am Leben und nach Anerkennung.

Mein Lehrer Paul Christian in Heidelberg, der als Gutachter mit vielen Schicksalen von **chronisch** traumatisierten Menschen vertraut war, besonders mit denen ehemaliger Insassen von Konzentrationslagern (Frankl 2005), betonte, dass Traumatisierungen, die über einen **längeren Zeitraum** erfolgen, besonders stark verletzen können und zu Spätfolgen wie Depression führen können. Kurzfristige, auch heftige Traumaeinwirkungen könne ein normal entwickelter Mensch verkraften. Selbst sexueller Missbrauch, wenn er nur zwei- oder dreimal erfolge, schädige ein **gesundes** Kind nicht zwingend; es vergesse. Deshalb sei es notwendig, dass insbesondere in Gerichtsverhandlungen die Tat dem Kind nicht immer wieder ins Gedächtnis gerufen werde.

Ist das Selbst beschädigt worden, wird der Mensch für seelische Störungen wie Depression anfällig und kann nur eingeschränkt oder gar nicht hoffen.

**Missbrauch: die Frau ohne Hoffnung**

„Erst Französisch, dann Hebräisch." So habe der Missbrauch durch den fünf Jahre älteren Cousin angefangen, berichtete die 70-jährige Patientin, die zum ersten Mal in ihrem Leben darüber sprach. Durch den damals bevorstehenden Umzug der Familie nach Haifa habe sie Hebräisch lernen müssen. Die Mutter habe diese Aufgabe dem älteren Cousin übertragen, der mehrere Jahre in Haifa in die Schule gegangen war und als besonders begabt gegolten habe. Ihn habe die Mutter mehr als die eigenen Kinder geliebt. Dieser Cousin habe sie dann vier Jahre lang missbraucht. Sie habe sich sehr geschämt und sich nicht getraut, den Eltern etwas zu sagen. Die hätten ihr ohnehin nicht geglaubt.

Von außen betrachtet, war das Leben dieser Patientin erfolgreich verlaufen. Sie schloss ein Biologiestudium ab und erwarb den Doktorgrad in diesem Fach. Später wurde sie Direktorin eines naturwissenschaftlichen Gymnasiums und heiratete einen Versicherungsmathematiker. Das Ehepaar blieb kinderlos. Depressive Schübe der Patientin wurden vor der Öffentlichkeit verborgen und als Magenverstimmung deklariert.

Als der 75-jährige Ehemann einen Herzinfarkt mit bleibenden Leistungseinbußen erlitt, nahm die Frau erstmals psychotherapeutische Hilfe für sich in Anspruch. Drei Jahre später hatte die Patientin wieder gelernt zu **funktionieren,** wie sie ihr ganzes Leben funktioniert hatte. Sie arbeitet viel, versorgt den Haushalt und den behinderten Ehemann, weil „man das tut" und weil das „Pflicht ist". Die Patientin konnte und kann nicht hoffen, nicht klein und nicht groß, nicht auf ein schönes Wochenende oder – als sie noch jung war – darauf, Kinder zu bekommen. „Alles geschieht. Ich muss es ertragen. Liebe, Freude und Schönes kommen vor, ob ich darauf hoffe oder nicht. Hoffen liegt außerhalb meiner Biologie." Es gibt nicht die leisesten Äußerungen oder Handlungen, die auf Hoffnung hindeuten, und trotzdem sagt die Patientin, sie sei immer ein fröhlicher Mensch gewesen. Hoffen habe sie nie gelernt. Sie sei **„farbenblind" für Hoffen.**

## Zusammenfassung

Hoffen als Chance liegt in „der Hartnäckigkeit, jeden guten Augenblick zu ergreifen und unter allen Umständen die Arbeit fortzusetzen" (Jaspers 1984). Hoffnung hat zwei Anteile, einen kognitiv-emotionalen (wundersame Hoffnung) und einen Handlungsanteil, den Vollzug, die wirkende Tat. Hoffen trotz Schicksalsschlägen und Widrigkeiten setzt ein unbeschädigtes Selbst voraus, auch ein gesundes Ich. Bei beschädigtem Selbst, besonders durch Missbrauch in der Kindheit, ist die Hoffnungsfähigkeit meist beeinträchtigt, ebenso ist die Hoffnung beeinträchtigt, wenn durch Krankheit (z. B. Schizophrenie) das Ich auf einer frühen Entwicklungsstufe stehen bleibt. Vier Grundbedürfnisse (Grave 2004) des Menschen sollten erfüllt sein, damit sich sein Wesenskern, das Selbst, unbeschädigt entwickelt und er hoffnungsfähig wird: Orientierung/Kontrolle, Lust/Unlustvermeidung, Bindung, Selbstwert. Drei Wege, mit Unlust umzugehen, werden am Beispiel von Konflikten dargestellt: Vermeidung, Bearbeitung, Adaptation. In welcher Stimmung unser Leben abläuft, hängt wesentlich davon ab, welches Modell uns mehr liegt, die Methode Algorithmus oder die Haltung Hoffnung. Ich plädiere dafür, sich für Hoffen als die bessere Wahl zu entscheiden.

## Literatur

Bhagavadgita: des Erhabenen Sang (1955) Übertragen von L von Schroeder. Diederichs, Düsseldorf
Bohne M (2013) Bitte klopfen. Anleitung zur emotionalen Selbsthilfe. Carl Auer, Heidelberg
Frankl VE (2005) trotzdem Ja zum Leben sagen. Ein Psychologe erlebt das Konzentrationslager. Kösel, München
Grawe K (2004) Neuropsychotherapie. Hogrefe, Göttingen
Habermas J (2019) Auch eine Geschichte der Philosophie, Bd 1: Die okzidentale Konstellation von Glauben und Wissen. Suhrkamp, Berlin
Harari YN (2018) Homo Deus: Eine Geschichte von Morgen. Beck, München
Hüllemann KD (1965) Jugendentwicklung bei neun Hebephrenen. Ein Beitrag zur Vorfeldbeobachtung bei Psychosen. Dissertation, Universität Heidelberg
Hüllemann NMO (2007) Vertrauen ist gut – Marke ist besser. Eine Einführung in die Systemtheorie der Marke. Carl Auer, Heidelberg
Jaspers K (1984) Philosophische Autobiographie, 2. Aufl. Piper, München
Rösing I, Rüdel R (1997) Das Buch der sechsundzwanzig Beine. Mit dem Rollstuhl in den Anden. Quell, Stuttgart
Zeig JK, Munion WM (1999) Milton H. Erickson. Sage, London

# 5

# Die drei Arten der Hoffnung

In diesem Kapitel werden drei Hoffnungsarten unterschieden: die Glücksspiel-hoffnung, die tapfere Hoffnung – sie ist das Hauptanliegen dieses Buches – und die sinngebende Hoffnung. Hoffen ist ein elementares Lebensprinzip kranker Menschen (Heilung), Liebender (Erfüllung), schöpferisch Tätiger (Erfolg) und Sinnsuchender (erfülltes Leben). Hoffnung kann auch vordergründige Ziele haben, wie eine Entschädigung nach einem Autoblechschaden oder einen Lottogewinn. Der Affekt des Hoffens erstreckt sich vom „Guter-Hoffnung-Sein" bei entstehendem Leben bis zum „Kaum-noch-Hoffnung-Haben" bei beschädigtem oder zu Ende gehendem Leben. Doch selbst das Lebensende muss nicht hoffnungslos sein.

## 5.1 Wohl und Weh der Hoffnung

Der Affekt des Hoffens geht aus sich heraus, macht die Menschen weit, statt sie zu verengen. Der Philosoph Ernst Bloch bezeichnet die **Hoffnungslosigkeit** als „das Unaushaltbarste, das ganz und gar den menschlichen Bedürfnissen Unerträgliche" (Bloch 1959, S. 3). Hoffen ist immer positiv konnotiert. Der Blick ist gerichtet auf einen glücklichen oder zumindest zufriedenstellenden Ausgang aus einer prekären Lage oder, wie der Dichter Schiller in seinem Gedicht „Hoffnung" sagt: „Der Mensch hofft immer auf Verbesserungen." Hoffnung soll für etwas **gut** sein, soll für die Lebenswirklichkeit taugen. Hoffnung soll Leiden erträglicher machen, und wo das nicht möglich ist, soll es uns

© Springer-Verlag GmbH Deutschland, ein Teil von Springer Nature 2020  
K.-D. Hüllemann, *Hoffen und die Lust zu leben*,  
https://doi.org/10.1007/978-3-662-61407-5_5

doch zu Zeiten mit jeder Faser unseres Körpers gelingen, jede Minute ganz zu leben. Hoffnung soll mehr Freude ins Leben locken. Hoffnung kann aber auch trügerisch sein und zum Absturz aus der normalen Wirklichkeit führen.

Wie kann man erfolgreiches Hoffen lernen und trügerisches Hoffen meiden? Es gibt **keine** verbindliche **Gebrauchsanweisung.** Doch wir können an Beispielen anderer Menschen lernen. Solche Beispiele lehren uns, was in weiten Bereichen des Lebens möglich ist.

Die in diesem Kapitel näher betrachteten drei Arten der Hoffnung überschneiden sich: Die **Glücksspielhoffnung** schließt auch die belanglose, alltägliche Hoffnung wie die auf gutes Wetter ein. Die **tapfere Hoffnung** ist die Hoffnung, die nicht aufgibt, die Chancen nutzt, die tut, schafft und übt. Dieser Hoffnung sollte man zuarbeiten wie der Gesundheit, die durch eine gesundheitsgerechte Lebensführung unterstützt werden kann. Die **sinngebende Hoffnung** bezieht sich auf den Lebensentwurf, auf eine übergeordnete Welt- und Lebenssicht und schließt auch Bereiche ein, die jenseits rationaler Verstandeserkenntnis liegen (Abb. 5.1).

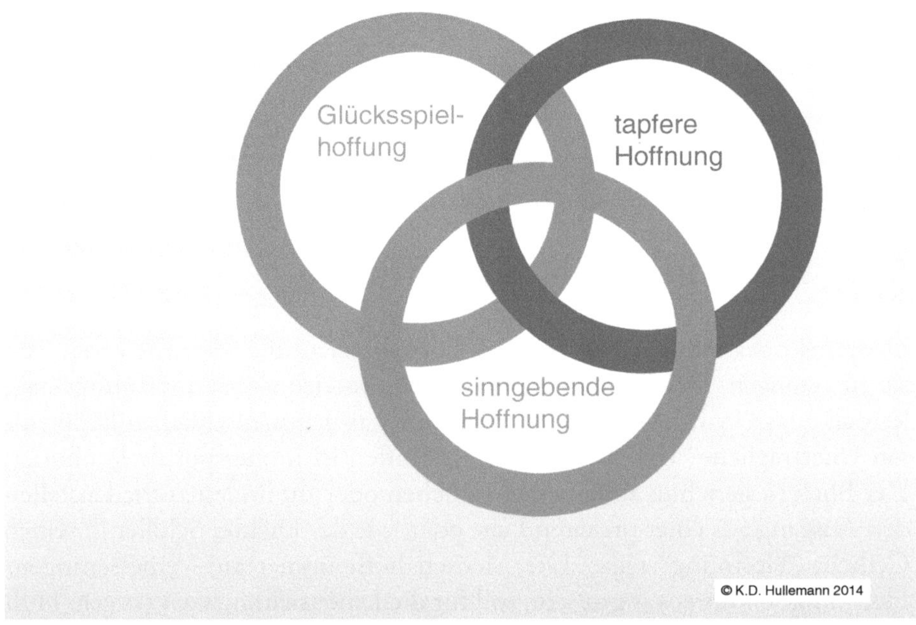



**Abb. 5.1**   Die drei Hoffnungsarten

# 5.2    Die Glücksspielhoffnung

**Der Metzgermeister in der Spielbank**
Es war in den frühen 1950er-Jahren in Frankfurt am Main, der Aufschwung
nach dem Krieg hatte gerade begonnen. In der Altbauwohnung Windmühl-
straße 15, erster Stock, wohnten drei Parteien in jeweils nur einem Zimmer.
Für die insgesamt sieben Personen gab es eine gemeinsame Toilette auf
dem Gang.

Die Bewohner befanden sich in Aufbruchsstimmung. Alle wollten raus aus
der Beengung. Frankfurt war zu kräftigem neuem Leben erwacht, kräftig wie
die jungen Akazienstämme, die auf den Trümmerfeldern die Ruinenmauern
sprengten, dort, wo heute „Mainhattan" die Skyline bildet.

Zu den Bewohnern der Altbauwohnung gehörten auch ein Metzgermeister, der auch Koch gelernt hatte, und seine Frau. Beide hatten durch
fachliches Können und unermüdlichen Fleiß die stattliche Summe von
80.000 DM erarbeitet. Damit sollte ein Hotel gekauft werden. Die Ver-
handlungen über ein schönes Projekt nahe dem Frankfurter Zoo standen
kurz vor dem Abschluss. Das musste gefeiert werden. Der Metzgermeister
und seine Frau fuhren in das nahe gelegene Bad Homburg. Im Restaurant
der Spielbank gönnten sie sich ein schönes Essen. Die Stimmung war aus-
gelassen. Mit einem kleinen Einsatz wurde „nur so aus Jux" im Casino ein
Spiel gewagt. Der Metzger gewann. Er verdoppelte den Einsatz und gewann wieder. Am Ende der Spielnacht hatte er fast so viel gewonnen, wie
er in Jahren harter Arbeit zusammen mit seiner Frau gespart hatte: 72.000
DM. Jetzt würde er bald doppelt so viel Eigenkapital in den Hotelkauf investieren können. Aber vielleicht hielt ja seine Glückssträhne weiter an? Er
hoffte! Er hoffte. Er war wie in Trance, sah sich schon im Restaurant „seines" Hotels von Tisch zu Tisch gehen: „Hat es Ihnen geschmeckt? Darf es
noch etwas sein? Danke vielmals." **Die Hoffnung wurde zum Zwang.** Am
nächsten Abend verlor er alles in der Spielbank: den Gewinn des Vortages,
sein Erspartes, und obendrein musste er einige Zehntausend Mark an
Schulden aufnehmen.

Die Hoffnung auf jede Art von „Glücksspiel" im weitesten Sinne nennen
wir **Glücksspielhoffnung.** Sie gerät leicht zum Vabanquespiel, also zum Spiel
mit **vollem Risiko.** Hat das Spiel einmal begonnen, kann es nicht mehr be-
einflusst werden; die Tragödie nimmt ihren Lauf, angestoßen von einem Jeton
wie von einem Daumenschubs.

## Trügerische Hoffnung

### „Es wird schon gut gehen"

Bei einer Flugdrachenmeisterschaft in den Chiemgauer Alpen hatte ich eine Dissertation zum Thema „Körperliche und psychische Belastungen" in dieser Sportart vergeben. Ein Flugsportler, der sich für die Vorbereitung seines Drachens wenig Zeit genommen hatte, sagte am Start: „Ich muss nach dem Flug unbedingt etwas an meinem Trapez richten." In der Luft klappte der Drachen zusammen wie ein Schmetterling, der seine Flügel zusammenlegt. Der Sportler überlebte den Sturz aus über 1000 Metern Höhe erstaunlicherweise für sechs Stunden.

### „Einmal ist keinmal"

Während meiner Studienzeit in Heidelberg stürzten ein Kommilitone und seine Freundin in meine Bude. „Schwanger!", keuchte er. Der Druck während des Lernens für die schwere ärztliche Vorprüfung, das Physikum, war stärker geworden als die bewusste Enthaltsamkeit aus Angst vor einer Schwangerschaft. Die Antibabypille gab es damals noch nicht, und andere Verhütungsmittel waren zum Teil wohl aus moralischen Vorurteilen noch nicht so verbreitet.

## 5.3    Die tapfere Hoffnung

### Als Ericksons Mutter sich die Hüfte brach

Es gibt schwere Schicksale, die niemand sich ausgesucht hat. Aber anders als beim Glücksspiel können sich den Betroffenen hier Möglichkeiten eröffnen, die den Verlauf beeinflussen. Manchmal besteht die Möglichkeit nur darin, sich „nicht unterkriegen" zu lassen, auch wenn es schlecht aussieht. Das ist der Stolz einer inneren Haltung, die anderen Menschen zum Vorbild gereicht.

Ericksons Mutter (zu Milton H. Erickson s. Kap. 4) brach sich im Alter von 93 Jahren die Hüfte. Sie kommentierte den Unfall: „Das ist einfach albern für eine Frau in meinem Alter! Ich werde schon darüber hinwegkommen" (Rosen 1985, S. 177). Es gelang ihr. Als sie nach einem Jahr wieder stürzte und sich die andere Hüfte brach, bekannte sie selbstkritisch: „Es hat mich viel Kraft gekostet, mich von der ersten gebrochenen Hüfte zu erholen. Ich glaube nicht, dass ich diesmal damit fertig werde, aber niemand soll sagen können, ich hätte es nicht versucht" (Rosen 1985, S. 177).

Mutter Erickson starb an den Folgen des schwerwiegenden Knochenbruchs. Sie war darauf vorbereitet, dass das Leben Abstürze und Leid bringen kann, war doch ihr Lieblingszitat der Schluss von Longfellows Gedicht „The Rainy Day": „Into each life some rain must fall,/Some days must be dark and dreary" (In jedem Leben muss es Regentage geben, manche Tage müssen dunkel und schwermütig sein).

Ericksons alte Mutter gibt mit ihrer Haltung ein Paradebeispiel für eine Hoffnung, die ich die **tapfere Hoffnung** nenne, vielleicht mit dem Zusatz: **gegen die Handlungsunfähigkeit, gegen die Hilflosigkeit, gegen die Verzweiflung.**

### Sich früh im Leben rüsten für Notzeiten: eine Erzählung

Velma Wallis' Erzählung *Zwei alte Frauen* (2011) spielt im Norden Alaskas, wo die Volksstämme ständig auf Nahrungssuche sind. Eines Winters verlässt ein Stamm in der bittersten Not seine Jagdgründe, um neue Plätze zum Überleben zu finden. Zwei alte Frauen werden zurückgelassen, da sie als „unnütze Esserinnen" für alle anderen nur hinderlich wären. Für die beiden Indianerinnen bedeutete das eigentlich den sicheren Tod. Doch die 70 und 80 Jahre alten Frauen hatten in ihrem entbehrungsreichen Leben gelernt, nicht zu verzagen, sondern zu hoffen. Sie wussten, wie man aus Wurzeln, Gräsern und anderen Gewächsen Nahrung zubereitet. Wenn es in ihrer Jugendzeit keine großen Tiere zu jagen gegeben hatte, hatten sie kleine Tiere gefangen, um ihren Eiweißbedarf zu decken. Sie konnten sogar Hütten bauen. So überlebten sie auch diesmal. Als ihr Volksstamm nach Wochen entkräftet zurückkam – man hatte keine nahrungsreicheren Plätze gefunden –, wurde er aus den Proviantvorräten mitversorgt, die die beiden alten Frauen angelegt hatten (Wallis 2011).

### Schwangerschaftskomplikationen überwinden: „Philipp, halt dich fest"

Die 28-jährige Ärztin erwartete ihr zweites Kind. Schon in der Frühschwangerschaft war es zu Komplikationen gekommen. Bettruhe, Medikamente und eine chirurgische Maßnahme (Nahtverschluss der Gebärmutter) wurden veranlasst, um die Gefahr eines Fruchtabgangs zu verringern. Die Schwangerschaft blieb kritisch. Der betreuende Gynäkologe sagte in Anspielung auf den Nahtverschluss der Gebärmutter: „Das Leben des Kindes hängt an einem seidenen Faden" und fragte: „Wollen Sie denn das Kind unbedingt?" Es folgten stationäre Behandlungen, während deren die Ärztin sich mehrmals negative Äußerungen zum Erfolg der Schwangerschaft anhören musste. Sie ließ sich trotz dieser niederschmetternden Aussagen nicht entmutigen, sondern flüsterte dem Kind in ihrem Bauch zu: „Philipp, halt dich fest." Sie ließ sich nicht von Hoffnungslosigkeit überwältigen, hörte viel Musik, las schöne Bücher und machte Handarbeiten. Die medizinischen Empfehlungen, vor allem die strenge Bettruhe, wurden konsequent befolgt.

Der Ehemann, ebenfalls Arzt, wusste natürlich, was für Gefahren drohten: ein Fruchtabgang, eine Totgeburt, ein geschädigtes Kind, Geburtskomplikationen bis hin zum Tod der Mutter. Ihm war bewusst, dass das Zulassen dieser dunklen Gedanken nicht nur sein eigenes Befinden beeinträchtigt hätte; die schweren Sorgen hätten sich auch auf seine Frau und auf das Kind übertragen. Er wusste auch, dass er auf den schicksalhaften Verlauf dieser Risikoschwangerschaft keinen wesentlichen Einfluss nehmen konnte und dass **Überfürsorglichkeit sich schädigend auswirken kann.** Es musste also irgendeine Art von **Normalität** gefunden werden, eine Normalität, die angepasst war an die besonderen Umstände. Der Ehemann praktizierte **Gedankenstopp,** indem er mit Nachdruck zu sich sagte: „Nein, nicht weiter, nicht diese Gedanken!" So gelang es ihm, den Absturz in Sorgen zu verhindern, die letztlich nur die Lebenskraft des Kindes, der Mutter und auch die eigene geschwächt hätten. Kummervolle Gedanken überfielen den Mann natürlich immer wieder, besonders wenn die Energie der Verstandeskräfte am Abend abschlaffte oder wenn sonstige Anforderungen viel Kraft verzehrten. Doch der Gedankenstopp funktionierte immer besser, zuletzt nahezu reflexhaft, automatisch.

Das Kind kam zeitgerecht und gesund zur Welt, entwickelte sich gut und ist heute als Neurologe in Forschung, Lehre, Krankenversorgung und Klinikleitung tätig.

Neben dem Gedankenstopp gibt es gegen unabwendbaren Kummer oder bei einer unabwendbaren Gefahr die Möglichkeit der gezielten Ablenkung (s. unten), die eigentlich eine gezielte **Hinlenkung** oder **Konzentration** auf ein unbelastetes Gebiet ist, in dem man sich auskennt, in dem man sich **sicher** fühlt.

Voraussetzung für Gedankenstopp und gezielte Ablenkung ist die rationale Einschätzung der schicksalhaften Situation als unbeeinflussbar durch eigenes Zutun, gefolgt von der Erkenntnis, dass sorgenvolles Hoffen zu meiden ist, weil es in eine Angsttrance ziehen kann.

## Gezielte Ablenkung

### Bombendrohung

Das Flugzeug, das von Frankfurt am Main nach Washington fliegen sollte, war schon in Richtung Startbahn gerollt, als die Passagiere die Lautsprecheransage hörten: „Wir erhalten keine Starterlaubnis. Wir haben eine Bombendrohung." Beim Blick aus dem Fenster sah man, wie ein Löschzug nach dem anderen auffuhr, die Feuerwehrleute aus den Fahrzeugen sprangen und eilig ihre Löschschläuche in Position brachten. – Hoffen und Zittern? Schreien, Zappeln, Durchdrehen? Alles sinnlos. In der Kabine blieb es ruhig. Ich öffnete die Klappe der Gepäckablage über mir, zog den Aktenkoffer nach vorn und holte mein Manuskript für die Georgetown University heraus. Ich las, markierte einige Aussagen, ergänzte etwas. Zwischendurch sah ich aus dem Fenster. Die Feuerwehrleute standen immer noch in Position; es hatte sich nichts geändert. Ich bemerkte, dass ich mich durch mein äußerlich ruhiges Verhalten jetzt auch innerlich ruhig fühlte. Darüber war ich ein wenig erstaunt, weil doch die Situation eigentlich gefährlich war. Nach vielleicht einer halben Stunde rollten wir zur Startbahn. Es wurde ein ruhiger Flug ohne Zwischenfälle. In Washington hatte ich gleich viel zu tun. Für ein Nachdenken über das, was alles hätte passieren können, war kein Platz. Wenn solche Gedanken aufgekommen wären, hätte ich spontan sofort einen Gedankenstopp eingebaut, gemäß der Maxime: Keine Angsterinnerung speichern, sie kann zur Flugangst werden.

**Operationsangst**
Diese Erfahrung im Umgang mit der Bombendrohung habe ich Jahre später genutzt, als ich mich einem orthopädisch-chirurgischen Eingriff unterziehen musste. Es war der Tag vor der Operation im Krankenhaus. Ich arbeitete bis gegen 22 Uhr eine geplante Seminarvorbereitung aus und schlief dann ohne Schlaftablette und ohne Prämedikation (Medikament, um die Aufregung vor einer Operation abzumildern) ein. Als ich nachts aufwachte und aufstand, um die Toilette aufzusuchen, bemerkte ich wie damals im Flugzeug, dass ich ruhig war und keine Angst verspürte. Ich schlief gleich wieder ein, bis mich um 6 Uhr der Pfleger weckte.

Man könnte meinen, ich sei so günstig veranlagt, dass solche Dinge mich nicht berühren würden. Doch dass auch mir die bevorstehende OP innerlichen Druck bereitete, zeigte die Blutdruckmessung. Als die Krankenschwester am Tag zuvor meinen Blutdruck maß, war der so sehr erhöht, dass die Schwester fragte, ob ich an Bluthochdruck leide. Ich sagte nur: „Das geht mir doch mehr nah, als mir lieb ist", und spürte in Kopf, Oberkörper und den Armen Hitze und Druck unter der Haut. Dieses Gefühl legte sich, als ich mich auf die Ausarbeitung des Seminars konzentrierte. Das Beispiel zeigt, dass sich Aufregung und Angst **zuerst körperlich** auswirken – Schwitzen, Blutdrucksteigerung und andere körperliche Reaktionen. Das **Gefühl** „Ich bin aufgeregt" und „Ich habe Angst" wird erst ein wenig **später gespürt**; manchmal stellt sich gar **keine emotionale Empfindung** ein. Doch der **Körper** „merkt" sich den Schreck, wie es im Volksmund heißt: Der Schreck sitzt einem „in den Knochen".

## Konzentration auf erreichbare Ziele

**Angst vor erneutem Krebs**
Nach einer Brustkrebsoperation kann die Erfüllung der Hoffnung auf end-
gültige Heilung und Sicherheit, dass die Erkrankung nie wieder auftreten
wird, nicht vorausgesagt werden. Das unsichere Gefühl bleibt (meist) und
wird bei Arztterminen verstärkend getriggert. Ermutigend ist jedoch, wenn
eine andere Störung erfolgreich behandelt wird, die im Zusammenhang mit
der Krebsoperation aufgetreten ist.

Bei der 62-jährigen Chefin eines Wellnesshotels waren während der Vorsor-
geuntersuchung strahlendichte Verschattungen – Mikroverkalkungen – auf der
Röntgenaufnahme der Brust gesehen worden, ein möglicher Hinweis auf
Krebs. Wie sich bei den weiteren Untersuchungen herausstellte, war es Krebs
in einem Frühstadium. Eine brusterhaltende Teilresektion mit anschließender
Nachbestrahlung wurde durchgeführt. Der Patientin ging durch den Kopf, was
die Krebsdiagnose für ihr Leben bedeuten werde: Metastasen? Tod? Schmerzen? Sie fühlte sich hilflos. In ihrer Not rief sie ihren Bruder an, der als ärztlicher Vorstand einer Universitätsklinik für Hämatologie und Onkologie arbeitete. Sie lenkte das Gespräch aber nicht auf die möglichen lebensbedrohenden
Krebsfolgen, wie Außenstehende erwarten würden, sondern unterbreitete ihrem Bruder ein kosmetisches Problem: Sie habe im Operationsgebiet jetzt eine
Einziehung der Brust, eine kleine Delle. Ob man da etwas machen könne?

Intuitiv, vielleicht auch reflektiert, hatte sich die Patientin entgegen aller
Angst und innerer Unruhe ein **Ziel** gesetzt, das ihr in dieser Situation **erreichbar** schien, sozusagen ein **Etappenziel,** dem weitere erfolgreiche und damit
hoffnungsvolle Zielsetzungen folgen könnten. **Erreichbare Ziele sind einer
der besten Garanten für Hoffnung.**
Was hätte nun der Bruder auf die kosmetische Frage, Hoffnung unterstüt-
zend, antworten können, und was hat er, Hoffnung erstickend, geantwortet?

Eine wünschenswerte Antwort, die hätte hoffen lassen, wäre gewesen: „Das
lässt sich kosmetisch mit einem **kleinen** Eingriff **sehr gut** korrigieren." Bei
einem guten Vertrauensverhältnis und mit dem Wissen, dass die Patientin
einen Scherz versteht, hätte man sogar den dunklen Ernst der Lage mit der
kecken Bemerkung aufhellen können: „Das wird **vielleicht schöner** als vorher." Aber solche **„Sprüche" müssen zur Person und zur Situation passen.**
Leider antwortete der Bruder: „Willst du in deinem Alter noch an einer
Schönheitskonkurrenz teilnehmen?" Für die Patientin klang diese ironische
Aussage nach „Du bist alt – lohnt sich nicht mehr". Hoffnung wurde so im
Keim erstickt.

Sicher, vor dem Hintergrund einer Krebserkrankung verblasst ein kosmetisches Problem, wenn man darüber nachdenkt. Aber das Gefühl von Hoffnung hat in solchen bedrohlichen Situationen mit Nachdenken nicht viel zu tun. **Hoffnung will jetzt und konkret gefühlt werden**, und das gelingt leichter durch positive Formulierungen, mit Worten wie „sehr gut" und „schöner".

Man kann sagen: Das **Unbewusste** dieser Patientin wollte ihr etwas Gutes tun, nämlich Hoffnung konkret erfüllbar erleben (ein Ziel erreichen), und deshalb ließ es sie nach der Kosmetik fragen und nicht nach der Krebserkrankung.

Die **gefühlte Hoffnung** hat als solche einen eigenständigen **positiven Erlebniswert, der aufrichtet,** auch wenn die Bedrohung niederdrückt. Obwohl es nach Krebstherapien vielfach gute Gründe für die Annahme einer erfolgreichen Heilung gibt, können wie aus dem Nichts heraus Gefühle der Angst und der schmerzhaften Unruhe entstehen, die rational nicht zu beeinflussen sind. Doch sie können überlistet bzw. minimiert werden durch die Hoffnung auf ein gesetztes Ziel, das **erreichbar** erscheint.

Im Verlauf des Krankheitsereignisses minimalisiert sich ein kosmetisches Problem häufig, sodass eine korrigierende Operation nicht mehr gewünscht wird. Das kosmetische Problem schrumpft damit auf seine **Vehikelfunktion** zurück, mit der alleinigen Aufgabe, ein großes Gefühl heranzuschaffen – Hoffnung.

Dass bei dieser Patientin das kosmetische Problem so im Vordergrund stand, wird verständlicher, wenn man berücksichtigt, dass sie die Chefin eines Wellnesshotels war. Wie sich das Krank **sein** eines Menschen nach außen zeigt, wie er sich gibt, wie er klagt, wie er hofft, das ist vielleicht vergleichbar mit der Klangfarbe, die ein Musiker dem Instrument entlockt, das er beherrscht. In diesem Sinne **sollten Ärzte, Therapeuten, Helfer „musikalischer" werden.**


**Das nackte Überleben: Der Rabbi zeigt den Ausweg**
Wenn es um das nackte Überleben geht, sieht man klarer – und gewinnt die Chance, eine hoffnungslose Situation **umzuwenden**, wie Bonder (2013) mit der folgenden überlieferten Geschichte zeigt: In einem Dorf wurde ein Kind tot aufgefunden. Sofort beschuldigte man einen Juden: Er habe das Opfer in einem makabren Ritual umgebracht. Man steckte ihn ins Gefängnis. Weil dem Mann bewusst war, dass er den Sündenbock abgeben sollte, rechnete er sich in dem bevorstehenden Prozess keine großen Chancen aus. Doch man gewährte ihm den Wunsch, einen Rabbi zu sehen. Der Rabbi sprach dem verzweifelten Mann, der mit der Todesstrafe rechnete, Mut zu: **„Du darfst nie**

**glauben, dass es keinen Ausweg mehr gibt.**" Als der Mann fragte, was er tun könne, sagte der Rabbi: „Du darfst dich nur nicht aufgeben, dann wird sich schon irgendein Weg finden." (Bonder 2013, S. 12)

So, wie die Geschichte ausgeht, muss der Rabbi einen guten Rat gegeben haben. Am Tag des Gerichts verkündete der Richter, er werde ein sogenanntes Gottesurteil herbeiführen: Er werde zwei Zettel nehmen und auf den einen „schuldig" und auf den anderen „unschuldig" schreiben. Der Angeklagte solle dann einen der beiden Zettel ziehen, und Gott werde urteilen. In Wirklichkeit hatte der Richter auf beide Zettel „schuldig" geschrieben.

Der Angeklagte ahnte, was der Richter vorhatte. In seiner Verzweiflung erinnerte er sich an das Gespräch mit dem Rabbi, dachte nach – und verschluckte einen der Zettel. Im Gerichtssaal machte sich Ratlosigkeit breit. Der Angeklagte erklärte, man solle doch einfach lesen, was auf dem Zettel stehe, den er nicht verschluckt habe, dem, den der Richter noch in der Hand halte. Dort stehe ja das Gegenteil von dem, was der Richter auf den Zettel geschrieben hätte, den er verschluckt habe. Das sei also sein Urteil. Der Richter wollte sich nicht die Blöße geben und bekennen, dass er auf beide Zettel „schuldig" geschrieben hatte.

Der Rabbi konnte sich auf eine alte Weisheit stützen: **selbst in schier hoffnungslosen Augenblicken niemals aufgeben,** weiterstrampeln, tun und schaffen! Unverzagt hoffen, um zu überleben.

## Durchhalten: die Fabel von den Fröschen

Schon der griechische Dichter Äsop (620–564 v. Chr.) erkannte die (Über-)Lebenskraft, die im unermüdlichen Tun und Schaffen – also im Hoffen – liegt, und kleidete sie in die Form einer Fabel: Zwei durstige Frösche waren in eine tiefe Schüssel gesprungen, in welche die Bäuerin Milch zum Buttern gefüllt hatte. Gierig löschten die Frösche ihren Durst und schwammen dann zum Rand, um hinaufzuklettern und die Schüssel zu verlassen. Doch der Schüsselrand war zu glatt. Die Frösche rutschten ab. Sie zappelten und strampelten in der Milch ums Überleben. Bald darauf gab der eine Frosch auf; er hatte keine Hoffnung mehr und ertrank. Der andere strampelte weiter. Nach einer endlos langen Zeit, wie es ihm schien, spürte er, wie sich die Milch verdichtete. Er strampelte weiter. Unter seinen Füßen wurde die Milch fest. Sie war zu Butter geworden. Der Frosch mobilisierte seine letzten Kräfte und sprang vom Butterklumpen über den Rand auf festen Boden und in die Freiheit.

Obwohl nicht jede Hoffnung einen so sicheren Boden unter den Füßen erzeugt, dass der Sprung ins Freie dauerhafte Freiheit (ohne Rückfall) garantiert, ist doch jedes Stückchen Freiheit eine Chance auf Freude am Leben, wenn auch vielleicht nur für begrenzte Zeit.

**Hoffen als Arbeitslust: der Physiker Stephen Hawking**

Der berühmte Forscher Stephen Hawking war Inhaber des Lucasischen Lehrstuhls für Mathematik am Trinity College der Universität Cambridge. Einer seiner Vorgänger im Amt war Isaac Newton gewesen. Hawkings fortschreitende Lähmung war auf eine Sonderform der Amyotrophen Lateralsklerose (ALS) zurückzuführen, die chronisch juvenile ALS. Hawking verfiel nicht der trügerischen Hoffnung, dass die Progression seines Leidens aufhören könnte. Seine fortschreitende Lähmung hatte ihn nicht nur an den Rollstuhl gefesselt, sondern nahm ihm später auch die Möglichkeit, seinen Sprachcomputer mit der Wangenmuskulatur zu steuern. Schließlich wurde der Computer über die Augenbewegungen gesteuert. Hawking **verlor keine Zeit mit trügerischem Hoffen**. Er ließ sich wie einst der Philosoph und Arzt Karl Jaspers (s. Abschn. 4.1) von dem beschwingen, **was trotz allem noch geht**. Mit unglaublicher Energie trieb er sein wissenschaftliches und literarisches Werk weiter.

Hoffnung produziert nicht „mechanisch" das vorgesehene Produkt, sondern **Hoffnung ist die Energie für ein kreatives Potenzial.** Hawking konzentrierte sich darauf, schöpferisch zu arbeiten und so jeden Augenblick intensiver am Leben teilzuhaben, als die Gefangenschaft in seiner unerbittlich fortschreitenden Krankheit ahnen ließ.

## 5.4 Die sinngebende Hoffnung

Die sinngebende Hoffnung bezieht sich auf Grundfragen des Lebenskonzepts. Oliver Sacks (2013, S. 109) führt dazu aus: „Wir brauchen Transzendenz, Entrückung und Flucht, brauchen Sinn, Erkenntnis und Erklärung; brauchen allgemeingültige Muster, die in unserem Leben sichtbar werden. Wir brauchen Hoffnung …". Manchmal hätten wir „vielleicht" ein Verlangen nach „Entrückungszuständen", die uns das Wissen „um Zeit und Sterblichkeit" erträglicher machten.

**Erwachen, Hoffen, Sinn I: die christliche Islamforscherin Annemarie Schimmel**

Als Kind war die berühmte Orientalistin schwer erkrankt. Damals habe sie in einer indischen Schrift die orientalische Weisheit gelesen: „Die Menschen schlafen, und wenn sie sterben, erwachen sie." Dieses von islamischen Mystikern verehrte Wort aus der Zeit des Propheten traf die kleine Annemarie Schimmel „wie ein Blitz" (Bergmann 2003, S. 89). Damals sei der Grundstein gelegt worden für ihr späteres Interesse, die indomuslimische Kultur zu erforschen.

Dass die Menschen erst erwachen, kurz bevor sie sterben, hat das arbeitsreiche und erfolgreiche Leben der Forscherin wie ein Motto bestimmt. Sie hat daraus Hoffnung und Sinn geschöpft. Sie beendet ihre Autobiografie wie eine Mystikerin: „Ich denke an das Motto meiner Kinderzeit: ‚Die Menschen schlafen, und wenn sie sterben, erwachen sie.' Und ich glaube an ein Erwachen, das wir nicht beschreiben, uns nicht vorstellen können, bis im Anschaun ew'ger Liebe/wir verschweben, wir verschwinden" (Schimmel 2003, S. 328).

Der Satz über das Erwachen ist auf Schimmels Grabstein eingraviert.

Nicht nur das Sterben, auch **Krankheit kann ein Weckreiz sein** für Menschen, deren Leben im täglichen Trott, den Urlaubsrummel eingeschlossen, verrinnt. Herzinfarkt, Krebs und andere bedrohliche Erkrankungen können einen „Sturz aus der normalen Wirklichkeit" bedeuten und „die Suche nach Sinn" (Gerdes 1986) in Gang setzen.

**Herzpatienten und Sport: Sinn im Erleben spüren**

Im Jahr 1968 gründeten wir an der medizinischen Universitätsklinik (Ludolf-Krehl-Klinik) in Heidelberg die erste ambulante Herzgruppe im Deutschen Sportbund, die wir sowohl ärztlich wie auch als Übungsleiter betreuten. Die meisten Teilnehmer hatten einen Herzinfarkt überstanden und anschließend zwei Jahre lang an einer psychotherapeutischen Gesprächsgruppe teilgenommen. Die Gruppe war Teil eines befristeten wissenschaftlichen Projekts. Das wissenschaftliche Ergebnis unterstützte die in vielen psychologischen Behandlungsansätzen gemachte Erfahrung, dass Herzinfarktpatienten meist nicht sehr offen sind für sprechende Psychotherapie. Sport in der Form von Herzsport wird hingegen gern angenommen. Das ist auch an der Tatsache abzulesen, dass es jetzt weit über 5000 ambulante Herzsportgruppen in Deutschland gibt. Die gesundheitliche Bedeutung der Herzgruppen – man kann auch sagen: der **Wert** der Herzgruppen – geht weit über die rein körperlichen Wirkungen hinaus. Eine Stunde Sport in der Woche kann keine wesentlichen Trainingseffekte auf das Herz-Kreislauf-System erzielen oder Muskeln aufbauen. In dieser kurzen Aktivierungszeit verändert sich auch der Stoffwechsel nicht in einer gesundheitlich wünschenswerten Weise. Verbessert werden können jedoch Gelenkigkeit und Geschicklichkeit. Wichtig ist, dass **Gefühl für und Zutrauen zum eigenen Körper** entwickelt werden, dass **Freude an der Bewegung,** dass **Sicherheit, Geborgenheit und Gemeinschaft** entstehen. So können besonders die Menschen, die von einem Herzinfarkt aus ihrem normalen Alltag gerissen wurden, wieder aktiv ihre Hoffnung mitgestalten und hautnah erleben. **Im Gestalten und Erleben wird Sinn körperlich erfassbar.**

**Eigenwert von körperlicher Aktivität und äußerer wie innerer Bewegung**
Körperliche Aktivität benötigt keine Rechtfertigung (nämlich, dass durch die Aktivität Gelenkigkeit, Ausdauer, Sozialkontakte usw. gestärkt werden); körperliche Aktivität besitzt einen Eigenwert: Im Laufen, Dehnen und Drehen kann man **Bewegung erleben und genießen, ohne sich Gedanken über Nutzen und Zweck zu machen.** Wir erleben mehr, als wir erklären können.

Vieles, **was uns bewegt,** verfügt über einen Eigenwert. So findet man einen Eigenwert auch in der Musik und allgemein in der Kunst. Das zeigen die Überlegungen des US-amerikanischen Komponisten John Cage. Ihm war die schöpferische Idee wichtiger als das Kunstwerk. Durch Intellektualisierung (Deutung, Erklärung) werde das Kunstwerk verbraucht. Ihm sei sehr wichtig, dass das, was geschehe, nicht den Geist auslösche, der schon zuvor da gewesen sei (Cage 2011). Bezeichnenderweise hatte er seine nach einer mathematischen Methode komponierten Musikstücke auf Mallorca zurückgelassen. An einer Straßenecke in Sevilla habe er dann die Vielfalt simultaner visueller und hörbarer Ereignisse wahrgenommen, „die im eigenen Erleben alle zusammenliefen und Lust und Freude hervorriefen" (Polzer und Schäfer 2004).

**Erwachen, Hoffen, Sinn II: Tumorpatienten**
Lassen sich die guten Erfahrungen mit den ambulanten Herzsportgruppen auch auf Patienten übertragen, die an einer bösartigen Tumorerkrankung leiden? Mit dieser Frage im Hintergrund starteten wir in den 1990er-Jahren eine Gesprächsgruppe für Tumorpatienten, die in der Priener Klinik St. Irmingard stationär behandelt wurden.

Schon in der ersten Stunde zitierte eine Patientin, die an Brustkrebs operiert worden war, Annemarie Schimmels Lebensmotto: „Die Menschen schlafen, und wenn sie sterben, erwachen sie." Wie abgesprochen, ergänzten andere Teilnehmer mit einem fast befreit klingenden, nahezu heiteren Tonfall und Gesichtsausdruck: „… und wir sind jetzt schon erwacht."

Das Thema Sterben und Tod ist nach unserer klinischen Erfahrung bei Tumorpatienten (mehr oder weniger bewusst) präsenter als bei Herzpatienten. Wenn Einzelne in der Gruppe darüber sprachen, liefen sie Gefahr, von ihren Emotionen überwältigt zu werden. Das war eine große Belastung, auch für die Gruppe. Die aufbrechenden Gefühle konnten so nicht bearbeitet werden, das musste in der therapeutischen Einzelbeziehung geschehen. Deshalb gestalteten wir schon nach wenigen Wochen die Gesprächsgruppe in eine Gruppe für Sachinformationen um, z. B. zu Sozialleistungen oder medizinischen Maßnahmen (Entstehung und Behandlung eines Krebsleidens, gesunde Ernährung und Bewegung nach Krebs). Das gab den Betroffenen mehr Sicherheit.

Hoffen als elementares Lebensprinzip kranker Menschen erstreckt sich im Fall einer Tumorerkrankung auf alle Hoffnungsfelder, von der einfachen Hoffnung, die sich wie im Glücksspiel erfüllen kann oder auch nicht („Hoffentlich bekomme ich ein Zimmer mit Seeblick in der Rehabilitationsklinik …") über die tapfere Hoffnung, die es Patienten ermöglicht, sich trotz schlechter Aussichten um eine Verbesserung ihrer Gesundheit zu bemühen, bis hin zur sinngebenden Hoffnung. Es ist wahrscheinlich die **größte Leistung, deren Hoffen fähig ist, noch in der Nähe des Todes einen Sinn im Leben zu erfahren, ihn wirklich zu spüren,** wie man die Atemluft an Oberlippe und Naseneingang spüren kann, wenn man sich achtsam darauf konzentriert.

**Sinn kann köstlich sein wie ein Ostermahl**
Annemarie Schimmels Ausführungen am Ende ihrer Autobiografie verweisen auf den geistigen, transzendenten Sinn im **„Verschweben".** Das folgende Beispiel schildert, wie eine in der regionalen Tradition verwurzelte Krebspatientin beim Zubereiten eines Festessens für die Familie köstlichen Sinn findet. Die Patientin, deren Körper an vielen Stellen von Metastasen (Absiedlungen eines bösartigen Tumors) befallen war, lag im Krankenhaus und wusste, dass sie nicht mehr lange leben würde. Ostern stand vor der Tür. Sie hatte einen sehnlichen Wunsch: Sie wollte noch einmal mithelfen oder doch wenigstens dabei sein, wenn das Osterlamm vorbereitet wurde. Das Festmahl mit Lamm hatte eine lange Tradition in ihrer Familie. Die betreuende Ärztin war sehr einfühlsam. Sie bereitete die Patientin nicht nur medizinisch für eine zweitägige Unterbrechung der stationären Behandlung vor, sie organisierte auch bei dem von der Patientin angegebenen Metzger die Bestellung des Lammfleischs und kümmerte sich darum, dass jemand aus der Familie die vorbereitenden Arbeiten übernahm, sodass die Patientin nur leichte Handgriffe ausführen musste. Als sie nach Ostern wieder in der Klink aufgenommen wurde, schien alle Belastung durch ihren schweren Krankheitszustand von ihr abgefallen zu sein. Das Stationsteam erlebte sie in einer heiteren und ausgeglichenen Stimmung. Zu einer Krankenschwester sagte sie: „Es gibt einen Sinn. Der Sinn kann so köstlich sein wie ein Ostermahl." Drei Tage später erwachte die Patientin nicht mehr aus dem Nachtschlaf.

**Die Kraft des Memento mori: der Bankier Hermann Josef Abs**
Auch ohne direkte Lebensbedrohung kann das Bewusstsein der eigenen Vergänglichkeit Lebenssinn erzeugen. Hermann Josef Abs war unbestritten der König der Bankiers im Nachkriegsdeutschland. In seinem Arbeitszimmer hing an der Wand gegenüber dem mächtigen Schreibtisch ein großes Bild, das einen Totenschädel und menschliche Knochen zeigte – ein **Memento mori.**

Wenn Abs von seinem Schreibtisch aufblickte, hatte er das Bild, das ihn an die Vergänglichkeit gemahnte, immer vor Augen. Während eines Fernsehinterviews, das in seinem Arbeitszimmer gedreht wurde, fragte der Reporter den damals über 90-Jährigen, ob das Bild ihn nicht deprimiere. Abs, der sich ohnehin nicht angelehnt hatte, richtete sich in seinem Sessel noch weiter auf und erklärte, er lebe schon viele Jahre mit diesem Bild. Es gebe ihm Kraft wie nichts sonst. Abs hatte die grundsätzliche Vergänglichkeit und die Grenzen allen menschlichen Tuns verinnerlicht und war so befreit von illusionärem Wunschdenken. Sein Hoffen war an seiner Haltung erkennbar – aufrecht.

## 5.5  Helfende und deprimierende Worte

***Gut „gemeint" reicht nicht***
Gute und **überlegte Worte** können Mut machen, andere können entmutigen. Nach der brusterhaltenden Operation seiner Frau sagt ihr Ehemann: „Für uns ist das jetzt alles böse Vergangenheit. Der Krebs ist herausgeschnitten, er kann nicht mehr auftreten, Helga ist jetzt ganz gesund." Ich spüre die Besorgnis des Mannes. Seine Stirn glänzt feucht, sein unruhiger Blick streift über den Boden, hin und her. Seine Frau kommt aus einer krebsbelasteten Familie. Alle weiblichen Verwandten ersten Grades mussten schon in jungen Jahren wegen bösartiger Tumoren behandelt werden. Ich weiß natürlich, dass die Patientin auch nach der erfolgreichen Operation weiterhin ein erhöhtes Krebsrisiko besitzt. Doch ich unterstütze durch Nicken die Hoffnung des Ehemannes, dass die Krebserkrankung überwunden ist. Der Tumor war gut abgegrenzt, Lymphknoten waren nicht befallen. Für die allernächste Zeit ist die Hoffnung in der Tat begründet. Über die erbliche Belastung ist die Patientin gut aufgeklärt. Die empfohlenen Kontrolluntersuchungen werden wahrgenommen.

Fünf Jahre später werden bei der Routinekontrolle in der anderen Brust hoch verdächtige „Kalkschatten" diagnostiziert. Die entnommene Gewebeprobe ist typisch für ein *carcinoma in situ*. Da mehrere Stellen der Brust befallen sind, wird der Patientin zur Abnahme der Brust geraten. Die Patientin hatte sich schon vorher dazu entschlossen: „Die sollen das abschneiden, dann habe ich wenigstens Ruhe." Nach der Operation fühlt sie sich erleichtert. Schon kurze Zeit später unternimmt sie kleinere Bergtouren. Sie hat eine Einkaufstasche lässig über die Schulter gehängt, darin trägt sie die Drainageflasche, die in den ersten Tagen nach einer Operation dazu dient, einsickernde Gewebsflüssigkeit abzusaugen. Die gut verheilte Narbe präsentiert die Patientin stolz ihrem Hausarzt. Der kommentiert: „Na, wollen wir hoffen, dass es so bleibt."

Diese gut gemeinte Bemerkung, vor dem Hintergrund der erblichen Belastung sogar begründet, deprimiert die Patientin für einige Tage. Sie fragt: „Bleibt mir **nur die Hoffnung?** Ist es doch so schlimm?" Die Bemerkung des Hausarztes ist in rein inhaltlicher Hinsicht eigentlich eine Selbstverständlichkeit, hat keinen neuen Informationswert – und doch hat sie die Hoffnung getrübt.

**Drei Regeln für hoffnungsvolles Formulieren**
Die folgenden drei Regeln helfen, in den unterschiedlichsten Situationen der Hoffnung eine gute Chance zu geben:
1. **Nicht** die Hoffnung **durch unüberlegte Sätze beschädigen**, wie: „Das kann sehr leicht wieder passieren."
2. **Hoffnung an konkreten Tatbeständen festmachen**, wie: „Das ist ja wunderbar geheilt. Das ist eine gute Voraussetzung für die Zukunft" oder „Sollten doch wieder ähnliche Beschwerden auftreten, dann im Zweifel immer gleich ein Krankenhaus aufsuchen."
3. **Implizite Hoffnung „einschmuggeln"**, z. B. ein erwünschtes Ereignis, das Erfüllung unausgesprochen voraussetzt, wie: „Dann sehen wir uns nächstes Jahr beim Skifahren."

## 5.6  Grenzen akzeptieren: Auch wenige Lebensminuten zählen

Schlaganfall mit 42 Jahren: Halbseitenlähmung, bettlägeriger „Pflegefall" seit vier Jahren. Die engagierte Krankenschwester Frau Reiter erreichte, dass der Patient bei uns im Krankenhaus aufgenommen wurde – ein letzter Versuch. Diese Krankenschwester, eine Ärztin und viele andere Fachkräfte bemühten sich mit Kompetenz und liebevoller Zuwendung, den trostlosen Zustand des Patienten zu verbessern. Es gelang. Im Verlauf von zehn Wochen wurde es dem Patienten möglich, wieder selbstständig vom Bett aufzustehen, mit Gehhilfe allein den Fahrstuhl aufzusuchen und in den Speisesaal zu gehen. Auch die Sprachfähigkeit verbesserte sich deutlich. Ehefrau und Kinder sprachen von einem Wunder. Die Entlassung war vorgesehen, der Patient durfte probeweise übers Wochenende nach Hause.

Wie uns die Ehefrau berichtete, verbrachte die Familie zwei wunderschöne Tage mit dem Vater. Die Ehefrau konnte nach über vier Jahren wieder mit ihrem Mann im Ehebett schlafen. Am Montagmorgen, als der Patient für die letzte Woche wieder in die Klinik gebracht werden sollte, lag er tot im Bett. Eine betreuende Ärztin sagte: „Jetzt war alles umsonst."

Nein, die glücklichen Tage und Stunden waren nicht umsonst! **Wer auf Unsterblichkeit im Erdendasein hofft, versäumt die Jahre, die Monate, die Wochen, die Tage und die Stunden, ja selbst die Minuten, die zählen.**

## Zusammenfassung

Wir unterscheiden drei Hoffnungsarten, die teilweise Schnittmengen aufweisen: Bei der Glücksspielhoffnung auf Ereignisse, die nicht beeinflussbar sind (Hoffen auf einen Lottogewinn, auf schönes Wetter), ist das Risiko zu verlieren hoch. Die tapfere Hoffnung, der das Hauptanliegen dieses Buches gilt, kann mit Durchhalten, Tun und Üben manches zum Besseren wenden. Die sinngebende Hoffnung schließlich dient der Erhellung von Lebenskonzepten und von Bereichen jenseits rationaler Erkenntnis.

## Literatur

Bergmann D (2003) Annemarie Schimmel zum Gedenken. Die politische Meinung 400:89–90
Bloch E (1959) Das Prinzip Hoffnung. Suhrkamp, Frankfurt am Main
Bonder N (2013) Der Rabbi hat immer recht. Aus dem Amerikanischen von T Preuß. Carl Auer, Heidelberg
Gerdes N (1986) Der Sturz aus der normalen Wirklichkeit und die Suche nach Sinn. In: Schmidt W (Hrsg) Jenseits der Normalität: Leben mit Krebs. Kaiser, München, S 10–34
Cage J (2011) Silence. Suhrkamp, Frankfurt am Main
Polzer BO, Schäfer T (Hrsg) (2004) John Cage. Wien Modern. Katalog. Pfau, Saarbrücken, S 9–13
Rosen S (Hrsg) (1985) Die Lehrgeschichten von Milton H. Erickson, aus dem Amerikanischem von B Eckert. Isko-Press, Hamburg
Sacks O (2013) Drachen, Doppelgänger und Dämonen. Rowohlt, Reinbek bei Hamburg
Schimmel A (2003) Morgenland und Abendland, 4. Aufl. Beck, München
Wallis V (2011) Zwei alte Frauen. Eine Legende von Verrat und Tapferkeit, 12. Aufl. Piper, München

# 6

# Zwänge, Mythen, Liebe: Menschen im Umgang mit dem Unverhofften


In diesem Kapitel werden Beispiele gegeben für die Binsenwahrheit, dass nicht alles, was wir hoffen, auch erfüllt wird und dass die Schlussfolgerung „Hoffe nicht, dann wirst du nicht enttäuscht" genauso unsinnig ist wie die magische Vorstellung von der Einwirkung übernatürlicher Kräfte. Für Hoffen gilt: „Hoffe mit Verstand, hoffe klug." Hoffen unterstützt das Durchhaltevermögen, um sogar eingefahrene Programme zu überwinden. Hoffnungslosigkeit kann durch Liebe überwunden werden. Unverhofftheit, Überraschung und eine Prise Magie faszinieren an der Gemütsbewegung der Hoffnung. An Beispielen aus der Literatur und am Beispiel eines eigenen Patienten werden Fragen der Sinnerschließung diskutiert.


## 6.1 Wer hofft und lange übt, kann eingefahrenes Verhalten überwinden

In unserer Nähe wohnte ein Berufssoldat. Wir verabredeten uns während vieler Jahre zu Waldläufen. Unterwegs redeten wir nicht viel, sondern liefen entspannt nebeneinander. Störend war nur, dass der Soldat in fast jede Pfütze tappte, die vor uns auftauchte, und mich nassspritzte. Als er einmal meine neue weiße Trainingshose mit brauner Brühe einsaute, herrschte ich ihn an: „Können Sie denn nicht aufpassen?! Das hat man doch gesehen, dass da eine Pfütze kommt!" Er antwortete betreten: „Ja, und ich habe fest gehofft, nicht hineinzutreten. Ich will nicht in die Pfütze treten, nein, wirklich nicht! Aber umso mehr ich hoffe, nicht hineinzutreten … Es ist furchtbar: Ich trete hinein. Ich kann das nicht vermeiden. Die Füße tun das."


© Springer-Verlag GmbH Deutschland, ein Teil von Springer Nature 2020
K.-D. Hüllemann, *Hoffen und die Lust zu leben*,
https://doi.org/10.1007/978-3-662-61407-5_6

**Das „Nein", eine spät entwickelte Fähigkeit des Gehirns**
Dieses Beispiel illustriert ein bekanntes neuropsychologisches Phänomen: Die Negation, das „**Nein**", das „**Nicht**", ist eine entwicklungsgeschichtlich spät erworbene Fähigkeit unseres Gehirns. Beispielsweise können wir eine Zeichnung anfertigen, deren Titel lautet: „Die Katze sitzt auf dem Stuhl." Wir können jedoch nicht zeichnerisch darstellen: „Die Katze sitzt **nicht** auf dem Stuhl." So kann es wie in dem genannten Beispiel passieren, dass der motorische Bereich des Gehirns für das „Nicht" (nicht in die Pfütze treten) keine „Antenne" hat und der Reizimpuls auf das Gehirn nur das „In die Pfütze treten" triggert. Kurz gesagt: In diesem Fall übernimmt das Gehirn **nicht** den **Hemm-Impuls**, sondern nur den Impuls als solchen (d. h., eine motorische Handlung anzustoßen, hier: in die Pfütze zu tappen). Der Soldat **verstärkte** durch sein **intensives Nein** („hoffentlich nicht …") den Auslösereiz für das motorische Programm. Gute Manieren, die ja erst im Laufe des Lebens gelernt werden müssen, können ein solch ursprüngliches Programm, wenn es einmal gestartet ist, nur schwer **anhalten.**

Der Soldat war ein Mann, der immer wieder über die Stränge schlug. Bei einem Waldlauf hatte er einmal eine Handgranate dabei, die er unterwegs zündete und in eine Schlucht warf. Wenige Jahre später musste er als Berufssoldat aus dem Dienst scheiden. Bei so ungezügelten Emotionen hofft Vernunft vergeblich, „Ausrutscher" in den Griff zu bekommen; entwicklungsgeschichtlich alte – „unkultivierte" – Programme setzen sich durch. Therapie könnte in diesen Fällen hilfreich sein.

Doch auch das Hoffen **kann** manche anscheinend unveränderbare Programmabläufe in die gewünschte Richtung verändern. Voraussetzungen sind **unermüdliches Üben** und **vernünftiges Tun.** Nach über zwanzig Jahren bekam ich wieder Kontakt zu dem ehemaligen Soldaten, der jetzt mit seiner Familie in einem asiatischen Land lebt. „Ich hab's geschafft", sagte er mir am Telefon. „Erinnern Sie sich an mein Problem, das In-die-Pfütze-Tappen? Meine Füße müssen nicht mehr in Pfützen tappen. Ich habe das über viele Jahre eingeübt. Ich hatte immer die Hoffnung, ich werde das schaffen."

## 6.2   Mythen mit kritischem Verstand begegnen

Hoffnung kann eine unerwartete, **unverhoffte** Wendung nehmen. **Außergewöhnliche** Zusammenhänge entwickeln **in der Fantasie** oft eine überzeugende „Beweiskraft". Für Ereignisse, die es eigentlich nicht geben kann oder nicht geben darf und die nach dem gegebenen Wissensstand nicht erklär-

oder verstehbar sind, „erfindet" die menschliche Fantasie Geschichten, die eine verständliche Erklärung geben. So entstanden die Mythen der Antike, in denen **strafende Götter** die Akteure waren. Heutige psychologische Mythen von Schuld und Krankheit weisen ähnliche Merkmale auf. Auch wenn Mythen heute nicht mehr wörtlich genommen werden, spielen wir noch gern mit ihren übernatürlichen Schauern. **Hoffen ist nicht frei von Mythen und einer Prise Magie.** Das schwächt die Hoffnung, die vor allem den kritischen Verstand braucht, um Hilfen zu erkennen, Risiken zu meiden, **richtig** (gesund) zu handeln, zu üben.

## 6.3 Warum werden Menschen am Scheitelpunkt ihres Lebens in den Tod gerissen?

Die fünf Protagonisten in Thornton Wilders 1927 erstmals erschienenem Roman *Die Brücke von San Luis Rey* (2001) hoffen auf einen Neuanfang in ihrem Leben, als eine alte Hängebrücke auf dem Weg zwischen Lima und Cusco unter ihnen reißt.

Es ist die „magische Einheit von Absicht und Zufall, von Bestimmung und Unberechenbarem" (zit. n. Viebrock, in Wilder 2001, S. 169), die uns an diesem Roman so fasziniert. Wilder überschreibt das erste Kapitel mit „Vielleicht ein Zufall". Unbegreifliche Ereignisse werden aus wissenschaftlicher Perspektive meist als „zufälliges Zusammentreffen" – hier: widriger – Umstände abgetan. Doch Wilder öffnet ein Schlupfloch für Glauben, Fantasie und Spekulation. Er sagt: „vielleicht".

Die fünf Menschen, die in den Tod stürzen, sind zum Zeitpunkt des Unglücks an einem Scheitelpunkt ihrer Lebensgeschichte angekommen. Da hat eine Frau „gelitten, und was sie litt, hat eine Narbe im Gewebe ihres Herzens hinterlassen". Sie lässt ihr problematisches Leben noch einmal Revue passieren und flüstert abschließend: „Lass mich nun leben" und „lass mich von Neuem beginnen". Zwei Tage später, auf dem Rückweg, der zum Beginn dieses Neuen führen soll, betritt sie die Hängebrücke.

Von einem ausgesetzten Zwillingsbruderpaar – Ordensschwestern hatten es aufgezogen – starb der eine nach einer Verletzung. Ein Schiffskapitän tröstet den trauernden Bruder und gibt ihm neue Hoffnung. Man kommt überein, dass der Bruder dem Kapitän aufs Schiff folgen soll, um ein neues Leben zu beginnen – allein, ohne den Zwillingsbruder. Der Weg zur Anlegestelle führt über die Hängebrücke, die reißt, als der Bruder einige Schritte getan hat.

Der alte Harlekin Onkel Pio hat die Mutter eines Knaben mit Mühe überredet, ihm das Kind mitzugeben. Er will ihm ein Lehrer sein. Der Knabe soll es einmal besser haben im Leben. Er trägt den Knaben und betritt die Hängebrücke.

„Vielleicht eine Fügung" überschreibt Wilder den fünften Teil des Romans. Im Nachwort des Anglisten Helmut Viebrock, ehemaliger Prorektor der Goethe-Universität in Frankfurt am Main, bleibt die Frage nach der Fügung offen. Viebrock schreibt: „Der Erzähler des Romans ... sucht nach der zentralen Leidenschaft der unmittelbar und mittelbar von der Katastrophe Betroffenen, ohne ganz sicher zu sein, die Wahrheit entdeckt zu haben. Das letzte Wort der Sinnerschließung hat der Leser selbst" (in Wilder 2001, S. 169). Viebrock weist darauf hin, dass im Romantext „verdächtig sich wiederholende Worte ins Auge" springen, die „mit verwandten Sinnbezirken wie denen des Wunderns, Staunens und des Seltsamen in Berührung stehen" (in Wilder 2001, S. 166). Dazu zählt das Wort „surprise" der englischsprachigen Originalausgabe. „Surprise", das ist: **Überraschung, Wundern, Staunen, das Einmalig-Seltsame**, das sind **Gemütsbewegungen, die den Zustand des Hoffens faszinieren.**

## 6.4  Eine fehlerhafte Herzklappe und die Warum-Frage

Vor einigen zehn Jahren erlebten wir in der Klinik in Heidelberg eine Situation, die an das Szenario der *Brücke von San Luis Rey* erinnerte. Einer unserer Patienten hoffte auf die Erfüllung seiner Liebe zu einem homosexuellen Mann, als seine künstliche Herzklappe ausriss und er verstarb.

Der prothetische Ersatz einer kaputten Herzklappe ist in der modernen Herzchirurgie eine ausgereifte und segensreiche Methode. Von den vier Klappen an ihren unterschiedlichen Positionen bringt der Ersatz der Aortenklappe den höchsten Gewinn an körperlicher Leistungsfähigkeit.

Unser Patient hatte eine solche Operation erfolgreich überstanden. Es ging ihm schon nach kurzer Zeit wieder sehr gut. Er war ja auch mit 38 Jahren noch recht jung und sonst allgemein gesund. Die große Wunde über dem Brustbein war verheilt, auch das Treppensteigen war kein Problem mehr. Dem Patienten fiel es jedoch schwer, sich an die notwendigen medizinischen Verordnungen zu halten. Häufig verließ er das Krankenhaus, ohne sich abzumelden, was Ärzte und Krankenschwestern immer in Alarm versetzte. Zur Rede gestellt, begründete der Patient seine Abwesenheiten mit unaufschiebbaren Amtsgeschäften im nahe gelegenen Mannheim. Das wurde angezweifelt.

Auffallend war, dass der Patient unter innerer Spannung zu stehen schien. Beim Sprechen bekam er rote Flecken am Hals. Das Hemd wurde unter den Achseln feucht. Er scheute den Augenkontakt mit anderen Menschen. Häufig zitterten seine Hände, und manchmal stockte seine Sprache. Eine angebotene psychologische Beratung lehnte er vehement ab. Am Dienstag der folgenden Woche sollte er entlassen werden. Am Samstag bedrängte er die Dienstärztin, er müsse unbedingt nach Mannheim fahren. Das dauere keine Stunde. Er werde mit öffentlichen Verkehrsmitteln fahren und sei am Sonntagabend zurück. Die größte Hoffnung seines Lebens stehe kurz vor der Erfüllung, er müsse nur noch eine kurze Erklärung abgeben. Nach längerer Diskussion ließ ihn die Ärztin unterschreiben, dass er über die Risiken seiner Abwesenheit aufgeklärt worden sei und die Fahrt gegen ärztlichen Rat unternehmen werde. Die Ärztin hatte sich für ihre Entscheidung die Rückendeckung des Oberarztes eingeholt. Dieser meinte, bei dem Patienten sei der organische Befund ohne Auffälligkeiten, und am Dienstag sei ja ohnehin die Entlassung vorgesehen. Er sei eben ein psychisch schwieriger Patient.

Schon am Samstagnachmittag kam ein Anruf mit der Mitteilung, der Patient sei zu Hause plötzlich verstorben.

**Hoffnung lässt sich nicht testen**
Was ging dem Ereignis voraus? Dem Patienten war erst einige Zeit nach seiner Eheschließung deutlich geworden, dass er homosexuell veranlagt war. Er stammte aus einer sehr konservativen Familie und hatte Hemmungen, sich zu seiner homosexuellen Neigung zu bekennen. Doch dann verliebte er sich in einen homosexuellen Mann – die große Liebe. Die Beziehung blieb lange geheim, doch dann gab es mit der Ehefrau zunehmende Spannungen, und der Partner drängte den Patienten, sich scheiden zu lassen. Man wollte zusammenziehen und ein neues Leben beginnen. Zu dieser Zeit traten bei dem Patienten nach einer schweren Grippe Herzbeschwerden auf. Diese wurden zunächst mit seelischer Anspannung erklärt. Die Beschwerden verstärkten sich. Eine Untersuchung zeigte, dass die Aortenklappe des Herzens betroffen war. Trotz intensiver kardiologischer Behandlung verschlechterte sich der Zustand. Ein Herzklappenersatz wurde vorgeschlagen. Der Patient zögerte die Operation hinaus. Er hatte große Angst, über die er jedoch nur mit seinem Partner sprach, nicht mit seiner Ehefrau. Schließlich rang er sich zu einem Entschluss durch und verkündete seinem Partner: „Wenn ich die Operation überlebe und eine Lebensperspektive habe, trenne ich mich von meiner Frau.

Ein neues Leben wird beginnen mit dir. All unsere Hoffnung liegt nun auf dieser Operation. Sie ist unser Schicksal."

Nach der erfolgreichen Operation kündigte er seine Stelle bei einem Datenverarbeitungsunternehmen. Der Partner, ein Schwede, der in derselben Firma angestellt war, löste ebenfalls sein Arbeitsverhältnis auf. In seinem Heimatland, in dem die Einstellung zu Homosexualität liberaler war, sollte das gemeinsame neue Leben begonnen werden.

An jenem denkwürdigen Samstag, als der Patient zu seiner ahnungslosen Ehefrau fuhr, um ihr seine Entscheidung mitzuteilen, geschah, wie wir später erfuhren, Folgendes: Unser Patient sei sehr gefasst gewesen, wie man es von ihm nicht gekannt habe. Er habe eine Tasse koffeinfreien Kaffee getrunken, sei vom Sessel aufgestanden und habe erstaunlich ruhig gesagt: „Ich lasse mich scheiden von ..." Dann sei er, ohne den Satz zu Ende zu bringen, wie vom Blitz getroffen zusammengebrochen.

Zur damaligen Zeit hörten wir in der Klinik, dass bei der Firma, die die künstliche Herzklappe hergestellt hatte, in der Produktion ein Fehler aufgetreten sei. Er sei schnell bemerkt worden, aber einige Prothesen seien wohl schon ausgeliefert und implantiert worden. Unklar war, ob es dadurch zu Todesfällen gekommen war. In der Klinik wurde gemunkelt, dass unser Patient eine solche defekte Klappe erhalten haben könnte. Für mich war das eine unheimliche, aber passende Erklärung. Eine objektive Bestätigung dafür, dass damals tatsächlich Herzklappen mit Produktionsfehler in den Handel gekommen sind, ist mir jedoch nicht bekannt.

Es gibt biografische Besonderheiten in diesem katastrophalen Geschehen, die zu grundsätzlichen Überlegungen Anlass geben können. Ähnlich wie die unglücklichen Protagonisten auf der Brücke von San Luis Rey war dieser Patient an einem Wendepunkt seines Lebens angekommen. Er hatte gegen für ihn geltende Normen verstoßen. Gläubige Menschen mögen an eine „Fügung" denken und vermuten, dass der Patient für genau diese Herzklappe mit dem Produktionsfehler „ausgesucht" worden sei. Der Patient starb unmittelbar nach der Aussage, dass er sich scheiden lassen wolle. Er war in einer streng katholischen Familie groß geworden und hatte gelernt, dass Homosexualität eine Sünde und die Ehe ein unauflöslicher Bund ist. Menschen, die zu mythischem Denken neigen, können in der Zusammenschau der Ereignisse zu dem Ergebnis kommen, dass mit dem unmittelbaren Tod dieses Mannes ein „Zeichen" gesetzt werden sollte.

Nüchtern betrachtet, handelte es sich um das **zufällige Zusammentreffen** ungünstiger Gegebenheiten: der Herzklappenfehler nach einer schweren Grippe, die außergewöhnlich große seelische Belastung, die (möglicherweise) fehlerhaft produzierte Klappenprothese. Die Prothese war durch den Herzschlag ständigem Druck ausgesetzt, der verstärkt wurde durch die psychische Anspannung mit wahrscheinlich erheblicher Blutdrucksteigerung, die beim Aussprechen der Scheidungsabsicht maximale Werte erreichte, was zum Ausriss der Klappe führte. Wenn nicht jetzt, wäre das Ereignis wahrscheinlich später eingetreten, vielleicht beim Treppensteigen oder beim Pressen auf der Toilette.

Etwas **Unverhofftes** war geschehen. Unverhofftes hat die Tendenz, vertraute Dinge und Abläufe auseinanderzutreiben. Man kennt sich erst wieder besser aus und fühlt sich sicherer, wenn die Dinge und Abläufe an die vertrauten Standpunkte zurückgestellt worden sind. Deshalb wird ein Sinn gesucht, der wieder zusammenfügt, der „zurückstellt", was auseinandergetrieben wurde. Religion kann solchen Sinn vermitteln. Für den aufgeklärten Menschen kann die „nüchterne" Erklärung, dass zufällig unglückliche Gegebenheiten in einer zufälligen Situation unglücklich zusammengetroffen sind, ausreichend sein.

Unser Patient hatte nicht den Mut, rechtzeitig eine eigene Entscheidung zu treffen. Er traute vielleicht seiner Hoffnung nicht, dass das neue Leben nach der Scheidung wirklich seine sehnlichsten Wünsche erfüllen könne. Das Schicksal sollte entscheiden („Wenn die Operation gut geht, dann ..."). Wer die Entscheidung dem Schicksal zuschiebt, spielt eigentlich Lotto (s. Abschn. 5.2). Der Patient wollte testen, ob seine Hoffnung trug. Hoffnung lässt sich nicht testen.

## 6.5 Liebe überwindet suizidale Hoffnungslosigkeit: der Fall Walter Kohl

Hoffnungslosigkeit kann in den Suizid treiben. In einer solchen Situation bereitete Walter Kohl, der Sohn des früheren Bundeskanzlers Dr. Helmut Kohl, seinen Selbstmord vor. Die Absicht wurde nicht umgesetzt. Walter Kohls Biografie (Kohl 2011) ist ein Beispiel dafür, wie Hoffnungslosigkeit überwunden werden kann. Die Liebe seiner Frau und seines Kindes ließen neues Hoffen entstehen. Wie der Biografie zu entnehmen ist, wollte der Spitzenpolitiker Helmut Kohl seinen beiden Söhnen eine ganz normale Erziehung und Ausbildung zukommen lassen. Schon in der Schule wurde Walter gehänselt und von Schülern höherer Klassen gedemütigt. Bezeichnend ist, was der Junge erlebte, als er sich für die Jugendmannschaft des örtlichen Fußballvereins anmelden wollte. Im Vereinslokal hatte der für Anmeldungen zuständige Mann ihm gerade erklärt, dass das Antragsformular von den Eltern zu unterschreiben sei. Er werde gleich eines holen. Da schallte es vom Stammtisch im hinteren Teil des Lokals herüber: „Das gibt's doch nicht – der Bankert vom Kohl!" Die Stimmung im Raum wurde explosiv. „Blanker Hass schlug mir entgegen", schreibt Walter Kohl. Ein Mann habe einer Bierflasche an der Tischkante den Hals abgeschlagen und damit direkt vor seinem Gesicht herumgefuchtelt und „Du Drecksbankert!" geschrien (Kohl 2011, S. 46). Er habe davonrennen können und sei so unverletzt geblieben.

Als in den 1970er-Jahren die RAF das Land terrorisierte und Anschläge auf Politiker und andere Repräsentanten des Staates verübte, wurde das Haus der Familie Kohl festungsähnlich ausgebaut. Walter wurde ab seinem siebten Lebensjahr immer unter Polizeischutz zur Schule gefahren. Ein paar Jahre später teilte man ihm mit, dass, wenn er in Geiselhaft kommen sollte, der Staat bis zu fünf Millionen DM an Lösegeld aufbringen könne. Kohl nannte es „ein Preisschild für mein Leben" (Kohl 2011, S. 59).

Bei der Bundeswehr wurde Walter durch die Ausbilder vor seinen Kameraden besonders intensiv und schikanierend geschliffen. Der Vater hatte verfügt, der Sohn solle nicht bevorzugt werden, sondern die ganz normale Ausbildung eines Rekruten erhalten.

Als Walter 2001 die Nachricht vom Tod der Mutter erhielt, hatte er keinen Zweifel daran, dass sie „von sich aus einen Schlussstrich gezogen" hatte (Kohl 2011, S. 161). In ihren letzten Jahren hatte sie an einer schmerzhaften Lichtallergie gelitten, die der Sohn im Zusammenhang mit ihren belastenden Lebensumständen sah. Walter Kohl wurde tief depressiv und verlor den Geschmackssinn. Er begann, seinen Selbstmord vorzubereiten. Es sollte wie ein Tauchunfall aussehen, damit die Lebensversicherung ausgezahlt werden konnte. Er kaufte sich eine neue Ausrüstung und die besten technischen Tauchgeräte. Noch zögerte er. „Papa, ist das Leben schön?", fragte sein kleiner Sohn ihn. Sollte Walter ihn ins Unglück stürzen, wie es ihm selbst durch den Suizid der eigenen Mutter passiert war? Als sein Sohn beim Anschauen der Fernsehberichte über das verheerende Elbehochwasser 2002 Angst bekam, so etwas könne auch ihm passieren, „übernahm mein Herz und ließ mich sagen: ‚Du musst dir keine Sorgen machen, dein Papa ist immer für dich da'", so Kohl (2011, S. 183). Seine Verantwortung und Liebe für das schutzbedürftige Kind wogen schwerer als seine Hoffnungslosigkeit mit Suizidgedanken. Die immerwährenden Liebesbezeugungen seiner Frau hätten dann den Ausschlag gegeben, sodass er wieder etwas vom Leben habe erhoffen können.

## Zusammenfassung

Hoffen unterstützt das Durchhaltevermögen und kann auf diese Weise sogar eingefahrene Verhaltensprogramme überwinden. Thornton Wilders Roman *Die Brücke von San Luis Rey* (2001) erörtert die Frage, ob das Reißen einer Hängebrücke, durch das fünf Menschen in den Tod stürzten, die gerade im Begriff waren, ihr Leben zu ändern, Zufall oder Fügung war. Die Frage bleibt offen. In gleicher Weise gilt es, Mythen (wie die von strafenden Göttern), die in früherer Zeit erfunden und erzählt wurden, um unerklärbare schicksalhafte Ereignisse verstehen und akzeptieren zu können, mit klarem Verstand zu begegnen, d. h. klug zu hoffen. Dennoch faszinieren Unverhofftheit, Überraschung und eine Prise Magie die Gemütsbewegung der Hoffnung. Suizidalität und Hoffnungslosigkeit können durch Liebe überwunden werden.

## Literatur

Kohl W (2011) Leben oder gelebt werden. Schritte auf dem Weg zur Versöhnung, 5. Aufl. Integral, München
Wilder T (2001) Die Brücke von San Luis Rey, 52. Aufl. Fischer, Frankfurt am Main

# 7

# Was Hoffen fördert

Wir erfahren, dass Hoffen Menschen leichter gelingt, die über einige der folgenden Eigenschaften, Fähigkeiten und Bedingungen verfügen: Spiritualität, Kreativität, Beobachtungsfähigkeit, Wissen, Selbstreflexivität, Neugieraktivität und Spielsinn, Körpererfahrung, Humor und gute Laune, stabile zwischenmenschliche Beziehungen, nicht unterzukriegender Wille, Lebenshunger, Stehvermögen, Dankbarkeit und Liebe. Die Felder oder Lebenskonzepte, auf bzw. in denen Menschen hoffen, sind Wissenschaft, Religion, Kunst, Philosophie und Natur. Hoffen wird als mentale und sensomotorische Haltung erkennbar, die zu einem Wollen drängt, das als ständiges Üben unterwegs ist.

## 7.1 Eigenschaften, Fähigkeiten und Bedingungen, die Hoffen fördern

Die Fähigkeit zu hoffen lässt sich durch vielfältige andere Fähigkeiten, Eigenschaften und Bedingungen fördern, die in verschiedenen Lebensbereichen angesiedelt sind. Abb. 7.1 gibt hier einen schematischen Überblick. Die wichtigsten dieser fördernden Einflüsse und Felder werden im Folgenden näher betrachtet.

### Kreativität

Kreativität, d. h. das Ins-Leben-Bringen von etwas lebendig Neuem, kann unter allen Lebewesen im Menschen am umfassendsten entwickelt werden. Dies bringen weder Algorithmen noch künstliche Intelligenz zustande – Re-

© Springer-Verlag GmbH Deutschland, ein Teil von Springer Nature 2020
K.-D. Hüllemann, *Hoffen und die Lust zu leben*,
https://doi.org/10.1007/978-3-662-61407-5_7

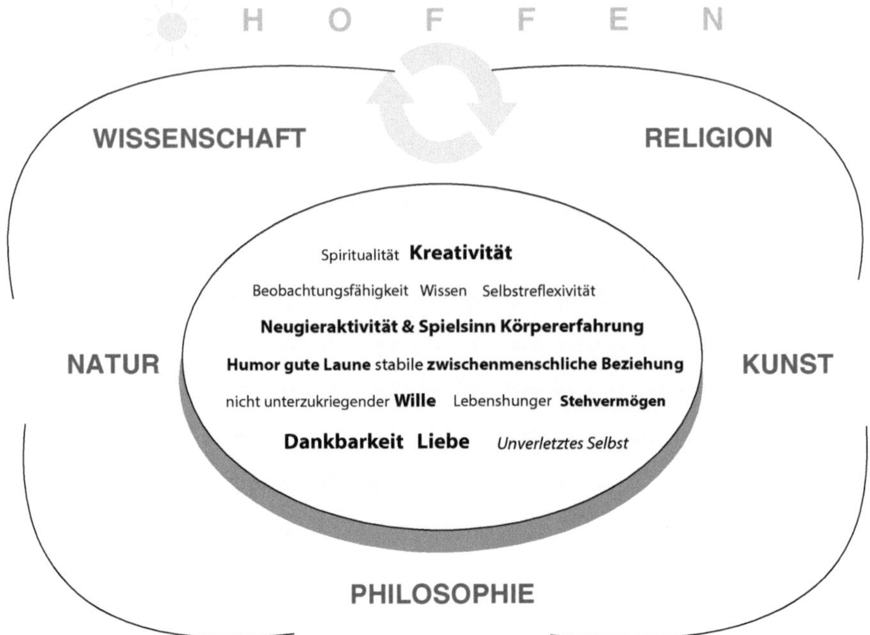


**Abb. 7.1.** Inneres Feld: Eigenschaften, Fähigkeiten und Bedingungen im „Selbst" des Menschen (das hier auch für „Seele" und „Ich" steht), gewichtet durch Fettdruck und Schriftgröße; äußeres Feld: sinngebende Gebiete, in denen diese Eigenschaften, Fähigkeiten und Bedingungen umgesetzt werden, vergleichbar den Disziplinen einer Hochschule. Der Kreis aus zwei Pfeilen symbolisiert die Symbiose zwischen beiden: Die Eigenschaften, Fähigkeiten und Bedingungen fördern das Hoffen – und umgekehrt

chenoperationen küssen nicht. Hoffen **bewegt, schafft** Kreativität, **berührt** – süßes Hoffen. Kreativität wiederum ist immer auch mit Bewegung verbunden. Es gibt keine Kreativität an sich, ebenso wenig gibt es Hoffen an sich. Immer ist auch das motorische Zentrum im Gehirn aktiv. Der Mensch kann das auf zweierlei Art erleben: Die ur**sprüng**lichste und offensichtlichste Art ist das Hüpfen vor Freude (s. Abschn. 2.1 und 2.2). Die zweite Art ist das Bewegtsein, das wir z. B. beim Anschauen eines Bildes empfinden. Das nannte der Schweizer Kunsthistoriker Jakob Burckhardt eine **„Bewegungsanmutung"**. Das motorische Zentrum im Gehirn ist durch diese Anmutung in vergleichbarer Weise erregbar wie durch einen ausgeführten (Freuden-)Hüpfer (s. Abschn. 2.9). Es steht in einer Wechselwirkung mit sensorischen Zentren (für Berührung, für Schauen und andere sensorische Reize) – das nennt man **Sensomotorik.** Computer haben keine Sensomotorik, ihnen wallt kein hitziges Blut durch die Adern, kein Schauer **läuft** über ihren Rücken – und deshalb sind sie unfähig zu wirklich schöpferischem Tun.

**Beobachtungsfähigkeit**
Beobachtungsfähigkeit heißt, nicht ausschließlich auf das Ergebnis fixiert zu sein, sondern die **Entstehungsgeschichte** und das Zustandekommen eines Ergebnisses oder eines Ereignisses in den Blick zu nehmen, wichtige Kleinigkeiten und Begleitumstände zu entdecken, offen aufmerksam zu sein, zu beobachten, **ohne** sofort zu bewerten, und aufnahmebereit zu sein für Überraschungen (s. Abschn. 6.4).

**Wissen**
Wissen meint hier **Orientierungswissen**, also etwa, wie man sich auf der Landkarte zurechtfindet, was eine gesunde Ernährung ist, wie man die Wohnung vor Einbrechern schützt. Es ist nicht das (philosophische) Wissen **vom Grunde** gemeint, von dem Sokrates sagte, er wisse, dass er nichts wisse.

**Neugieraktivität und Spielsinn**
Spielen und der eigenen Neugier nachgehen ist des Menschen freieste Art, das Leben **wirk**lich (wirkend) zu leben: **Spielen heißt wirken und handeln, ohne es zu müssen.** Spiel hat nicht einem Nutzen zu dienen oder einem Zweck. Der 94-jährige Vater eines ärztlichen Mitarbeiters, der noch beim russischen Zaren und später beim deutschen Geheimdienst gedient hatte, bekannte mir während der Hochzeitsfeier seines Sohnes: „Es ist so spannend in der Welt. Ich bin nur noch am Leben, weil ich wissen will, was da draußen alles geschieht. Ich bin schrecklich neugierig." Neugier war wohl auch sein Motiv, noch als Hochbetagter wegen seiner Durchblutungsstörungen in den Beinen das Zigarettenrauchen aufzugeben und ein tägliches Gehtraining durchzuführen – mit beachtlichem Erfolg.

**Körpererfahrung**
Der Begriff der Körpererfahrung (engl. „embodied cognition": verkörperte Erfahrung) verweist auf eine Betrachtungsweise, die mit dem Primat des Geistes aufräumt, dem Geist das „Erstgeburtsrecht" gegenüber dem Körper aberkennt und dem „Bruder" Körper als dem eigentlich Älteren zumindest ein ebenbürtiges Geburtsrecht zubilligt.

Dass **kognitive Prozesse tief in den Interaktionen des Körpers mit der Welt verwurzelt** sind, wird in der Wissenschaft zunehmend diskutiert (Wilson 2002; auf die viel beachtete Übersichtsarbeit der Autorin beziehen sich die folgenden Ausführungen). Nach dieser Denkungsart beherrscht der Körper **in zentraler Rolle** die Entwicklung und die Ausgestaltung des Geistes. Das meint die (innere) **Einstellung** (**stehe** ich auf festem Boden?), die **Haltung** (bin ich **aufrecht**? „Rechtwinklig", würde Nietzsche sagen). Am Anfang steht dann nicht der Geist (der an einem abstrakten Problem arbeitet), sondern der Körper, der aber einen Geist braucht, damit etwas entstehen kann. Das ist die **Geburt des Geistes aus der Sensomotorik des Körpers,** welche die Welt **erkundet** und **erfühlt.**

Wir beziehen uns auf Körperhaftes, Reales (lat. „res": das Ding, die Sache), wenn wir geistig Abstraktes be**greif**bar machen. Wir greifen nach dem Apfel, begreifen (betasten) ihn, wie in der biblischen Geschichte Eva den Apfel vom Baum der **Erkenntnis** pflückte. Wir **denken metaphorisch.** Das ist unvermeidbar. Wir können nicht frei über unser Denken entscheiden, „sondern es ist zu einem großen Teil physisch vorbestimmt, auf welche Art zu denken wir überhaupt fähig sind … Wir begreifen die Welt zum großen Teil durch Metaphern und andere mentale Konzepte" (Lakoff und Wehling 2008, S. 21).

Wenn uns bewusst wird, dass sich unsere geistigen, abstrakten Konzepte auf unsere Metaphern für körperliche Konzepte gründen, werden wir immer häufiger **Versprachlichungen** des Körperlichen entdecken: „Da ist mir die Spucke weggeblieben" oder, wie es in Liliencrons Freiheitsgedicht „Pidder Lüng" heißt: „Die Stirnader schwillt dem geschienten Mann" (der „geschiente Mann" ist ein Ritter in seiner Rüstung, gegen den sich der Fischer auflehnt). Viele körperliche Erfahrungen laufen von der betroffenen Person **unbemerkt** ab, obwohl der Körper deutlich reagiert, wie das folgende Beispiel zeigt.

**Der Schreck sitzt in den Knochen** Während eines sogenannten biografischen Interviews sprach mein Heidelberger Lehrer Prof. Dr. Paul Christian mit einer Krankenschwester, die an Messfühler angeschlossen war (Hüllemann 2013). Die Daten zum Blutdruck, zur Herzfrequenz und zu anderen Kreislaufgrößen wurden fortlaufend auf ein Messgerät übertragen, das in einem Nachbarraum stand. Jedes Mal, wenn der Vater der Krankenschwester im Gespräch erwähnt wurde, stiegen ihr Blutdruck und ihre Herzfrequenz. Dabei handelte es sich um ganz harmlose Mitteilungen, etwa dass sie mit dem Auto des Vaters gekommen sei, über den Vater in dessen Krankenkasse mitversichert sei, für den Vater eine Besorgung erledigt habe. Die Messwerte kletterten immer höher, bis die Krankenschwester unter Tränen hervorstieß, sie sei als Kind vom Vater missbraucht worden. Als dieser Satz ausgesprochen war, sank der Blutdruck wieder, und das Herz schlug wieder langsamer. In der Nachbesprechung, in der ihr auch die Kurven der Kreislaufdaten vorgelegt wurden, staunte die Krankenschwester darüber, dass ihr Körper solche deutlichen Reaktionen gezeigt hatte; sie selbst habe nichts gespürt, sie habe sich nur nach dem Aussprechen des Missbrauchs, als sie habe weinen müssen, wie befreit gefühlt.

Auch an ein **heroisches Gefühl** kann sich der Körper selbstständig „erinnern". Mit messtechnisch ähnlicher Versuchsanordnung untersuchten wir die Kreislaufreaktion bei Zuschauern während der Fernsehübertragung von Fußballweltmeisterschaftsspielen. Die spannenden Spielereignisse waren **Trigger** (Auslösereize), die zu ausgeprägten Körperreaktionen der Zuschauer führten. Während einer Fernsehübertragung konnten wir ebenfalls dokumentieren, dass der Körper auf Trigger heftig reagiert, die sich auf Ereignisse beziehen, die **vor vielen Jahren** für die betreffende Person tief beeindruckend gewesen sein mussten: Blutdruck und Herzfrequenz schnellten bei einem Zuschauer weit über das Niveau anderer Zuschauer hinauf, als die deutsche Nationalhymne erklang. Dieser Zuschauer fand keine Erklärung für sein Kreislaufverhalten, auch habe er überhaupt nichts Besonderes bei der Hymne empfunden. Monate später, bei einem Treffen mit einem Kriegskameraden, wurde er darauf gestoßen, dass er vor dreißig Jahren in der Soldatennationalmannschaft gespielt hatte. Damals sei ihm bei der Hymne immer ein Schauer über den Rücken gelaufen. **Sein Körper hatte die Erregung nicht vergessen.**

### Humor und gute Laune

„Verstand und Genie rufen Achtung und Hochschätzung hervor; Witz und Humor erwecken Liebe und Zuneigung" schrieb der schottische Philosoph und Aufklärer David Hume (1711–1777). **Wer gut aufgelegt ist, hofft besser.** Miesepeter tun sich schwerer. Meister des Hoffens sind Lebensmeister.

Die Wahrheit lässt sich als Scherz erträglicher sagen, oder vielleicht lässt sie sich überhaupt *nur* als Scherz sagen. Darauf wiesen schon die alten Römer hin: „Ridendo dicere verum" (wörtlich: lachend die Wahrheit sagen). Die (Hof-)Narren durften dem Herrscher (fast) alles sagen, ohne für Unpassendes bestraft zu werden – sie genossen **Narrenfreiheit**. Bei Shakespeare kommt dem Narren eine besondere Rolle zu, insbesondere in *King Lear*, wo er versucht, mit Weisheit den König zu vernünftigen Entscheidungen zu bewegen und so Katastrophen zu verhindern.

Humor und gute Laune im Zusammenhang mit Hoffnung verlangen nach Fingerspitzengefühl, um nicht zu verletzen. Über sich selbst lachen zu können, sich selbst nicht allzu wichtig zu nehmen, das ist die **Hohe Schule** des Humors.

„Humor kann wie Sonnenstrahlen durch dunkle Wolken der Krankheit blinzeln. Humor kann ein Lichtblick sein, wenn er in die Stimmung des Augenblicks passt und auf der Basis eines tragfähigen Vertrauensverhältnisses entsteht. Solcher Humor, der befreit wie der tiefe Atemzug, den er auslöst, gelingt am besten, wenn er spontan heraussprudelt. Im therapeutischen Kontext ist ein gütiger empathischer Humor mit Fältchen in den Augenwinkeln wünschenswert. Dieser Humor verrät eine innere Einstellung, die beschützen will. Angelernter Humor kann leicht künstlich und plump wirken" (Hüllemann 2013, S. 83).

**Duldung von Gegensätzen**  Ein interessanter Aspekt von Witz und Humor ist die **Gleichzeitigkeit** von Gegensätzen, die man empfindet und akzeptiert, ohne sie zu vereinigen. Diese Gleichzeitigkeit und wohl auch Gleichwertigkeit von Gegensätzlichem (z. B. von Genuss und heftigem Schmerz) können Schizophrene empfinden, wie wir aus ihrem Verhalten abzuleiten glauben. Normalbürgern erschließt sich diese Möglichkeit anscheinend nur durch den Witz. Er besitzt die köstliche Fähigkeit, ein heiteres Aha-Erlebnis befreiend spürbar zu machen, wo Unmut und Ausweglosigkeit einengen. Das ist der **Eigenwert** des Witzes – wenn er passt. Die Wilhelm Busch in den Mund gelegte Äußerung „Humor ist, wenn man trotzdem lacht", trifft diesen Tatbestand (der Spruch stammt allerdings nicht von Busch, sondern von Otto Julius Bierbaum, 1865–1910).

**Der lockere Witz**  „O nein, nicht diese Untergangsstimmung. Das schnürt die Brust noch mehr ein. Was ich brauche, ist etwas Lustiges. Einen Witz! Das macht die Brust weit" – das soll laut dem Arzt, Therapeuten und Unternehmensberater Dr. Gunther Schmid ein Medizinjournalist ausgerufen haben, der einen Herzinfarkt erlitten hatte. Wenn ein Patient mit einem krankhaften organmedizinischen Geschehen etwas Aufmunterndes wie einen lockeren Allerweltswitz ausdrücklich wünscht, kann ein solcher Witz angebracht sein. Doch grundsätzlich sind lockere Witze wie Witze überhaupt bei einem ernsthaften Krankheitsgeschehen problematisch.

**Humor ist Romantik**  Gegensätze wie Schmerz und Lust als gleichzeitige und gleich intensive Phänomene darzustellen gelingt dem Humor und dem Witz dank der Duldung von Gegensätzen. Es ist eine bereichernde Fähigkeit, auch als Therapieziel, **Gegensätze be-greifen zu können, ohne sie ausgleichen zu müssen.** So kann man Unvereinbares nicht nur leichter ertragen, sondern auch neu bedenken. Dieser Weg führt zu der Erkenntnis, dass **Unvereinbarkeit** zu den Grundphänomen unseres Weltverständnisses zu rechnen ist.

Schon in der Romantik gab es das Bemühen, Gegensätze – hier von Begrenztheit und Endlichkeit auf der einen Seite und Grenzenlosigkeit und Unendlichkeit auf der anderen Seite – durch Witz, Ironie und Humor so zusammenzubinden, wie man mit bunten Bändern ein Geschenk verzaubert. In glücklichen therapeutischen Situationen kann es gelingen, etwas von diesem Geist der Romantik in den Humor hineinzutragen. Das weist dann über den Vordergrund von Therapie hinaus auf die schöpferische und geistige Freiheit des Menschen, auf die Fantasie, auf Gefühle, auf das Wundervolle.

Nach meiner Erfahrung können den Geist eines Witzes oder des Humors eigentlich nur innerlich freie Menschen gut erfassen. Gehemmte Menschen und auch solche, die alles nur streng sachlich zu sehen meinen (ein Schutzmechanismus ihrer Hemmung?) tun sich schwerer. Ein hochbegabter junger Mann mit manisch-depressiven Episoden erfasste blitzschnell, dass bei einem Witz etwas Bestimmtes zu erwarten war, dann aber etwas ganz anderes kam, was den Witz ausmachte. Kein Witz konnte bei ihm ein befreiendes Lachen oder auch nur ein tiefes Luftholen auslösen. Bei organmedizinisch kranken Menschen gelingt es oft leichter, mit Humor die Blumen der Romantik in die kalkweißen Krankenzimmer zu zaubern.

### Stabile zwischenmenschliche Beziehungen

Solche Bindungen bestehen außer zur Mutter bzw. zu den Eltern nicht von vornherein. Auch sind die familiären Bande nicht von Dauer, wenn sie nicht gepflegt werden. Neu entstandene zwischenmenschliche Beziehungen brauchen Zeit zum Wachsen und zur Festigung. Durchgestandene Bewährungsproben können Beziehungen stabilisieren wie die Stahlseile zwischen gegenüberliegenden Wänden Häuser in Erdbebengebieten vor dem Einsturz bewahren, wenn die Erde unter den Füßen bebt.

### Standfester Wille

Willensstärke und Stehvermögen sind zum Teil veranlagt. Doch Üben, Üben und nochmals Üben können auch diese Muskeln kräftigen. Dann gelingt eine schöne **aufrechte Haltung**.

### Dankbarkeit und Liebe

Dankbarkeit und Liebe gehören irgendwie zusammen. Sie können eine Einheit bilden oder auch (wieder) getrennt in Erscheinung treten. Dankbarkeit und Liebe sind **die höchsten Möglichkeiten des menschlichen Lebens,** weit über Verstandesfähigkeiten hinaus, höher noch als die edle Kreativität. Sie versetzen uns Menschen in die Lage, auch Tieren und anderen Verkörperungen des Lebendigen wie freundlichen Verwandten und Mitbewohnern unseres gemeinsamen blauen Planeten ungezwungen herzlich und neugierig begegnen zu können.

Was die Dankbarkeit anbelangt, lässt sich eine **passive** Dankbarkeit, die man erhält, von einer **aktiven** Dankbarkeit unterscheiden, die man gibt. Die Dankbarkeit, die wir erhalten, ist nicht von langer Dauer, aber sie ist höflich. Dankbarkeit, die wir geben, reicht vom Pflichtgefühl über Höflichkeit und Herzensbedürfnis bis zum tiefen Empfinden wie bei dem Neurologen Oliver Sacks, der 84-jährig auf dem Sterbebett die kleine Schrift *Dankbarkeit* (Sacks 2016) verfasste – dankbar für sein ganzes Leben (s. Abschn. 2.5).

Jeden Abend die **Dankbarkeitsbilanz des Tages** reflektieren, besser noch: **aufschreiben**, wie viele kleine oder große Anlässe es gab, für die man dankbar sein kann – das **bereichert das Leben dauerhaft** wie kaum etwas anderes, macht zufrieden, froh und glücklich, nährt das Hoffen. Man kann dankbar sein, dass ein vertrauter Mensch in der Nähe ist, dass die Sonne scheint, dass es (endlich!) regnet, dass es keinen Unfall und keine Krankheit gab, dass wir ein Paar schöne Schuhe kaufen konnten, dass die U-Bahn noch erreicht wurde, dass …

**Kirschkerne für die Dankbarkeit**  Um sich die vielen kleinen Ereignisse eines Tages, für die man dankbar sein kann, besser merken zu können, stecke man sich Kirschkerne in die Hosentasche. Immer, wenn ein Anlass für Dankbarkeit erkannt wird, nehme man einen Kern aus der gefüllten Tasche und stecke ihn in die leere Tasche auf der anderen Seite. Es wird kaum ein Tag vergehen, an dem nicht mindestens ein Kirschkern von der vollen in die leere Tasche geschoben wurde. Auch hoffnungsvolle, freudige und glückliche Ereignisse kann man mit Kirschkernen zählen und so die Aufmerksamkeit auch für kleine Dinge und Begebenheiten schulen, die angetan sind, das Leben zu bereichern und froher zu machen.

**Unverletztes Selbst**
Das **unverletzte Selbst** ist der Normalzustand **ohne** Traumatisierung (s. Abschn. 4.4): Man kann auf eigenen Beinen stehen und gehen. Menschen mit **verletztem Selbst** (s. Abschn. 4.5) sind nicht in jedem Fall hoffnungslos. Sie brauchen aber oft – um im Bild zu bleiben – einen Rollstuhl.

## 7.2  Sinnsuche in Wissenschaft, Religion, Philosophie, Natur, Kunst: Hoffnungssuche

Wir verankern uns mit der Welt auf jenen Feldern, auf denen wir unsere (Lebens-)Konzepte entwerfen, üben und stärken. Die Namen der Felder Wissenschaft, Religion, Natur und Kunst sind „Kürzel" für verschiedene umfassende Gebiete (s. auch Abschn. 4.2). Wir haben sofort eine gewisse Ahnung, was unter diesen „Markennamen" beheimatet ist und angeboten wird. Aus den Angeboten können wir **nach unseren eigenen Bedürfnissen** auswählen und uns auf Feldern, die zu unseren Neigungen passen, heimisch, geborgen und mit Sinn erfüllt fühlen. Dazu muss man nicht professionell ausgebildet sein wie Professoren, Priester oder Wissenschaftler.

**Wissenschaft**

Als **märchenhafte** Erfolge der Wissenschaft, die keine Märchen sind, gelten in der (Astro-)Physik der Flug des Menschen auf den Mond, in Medizin und Biologie (besonders der Molekularbiologie) das Klonschaf Dolly und in der Informatik (künstliche Intelligenz und Algorithmen) der „Sieg" des Supercomputers Deep Blue gegen den Schachweltmeister Kasparow sowie weitere mehr oder minder segensreiche „Welterfolge". Die Deep-Blue-**Rechenmaschine** „weiß" natürlich nicht, wie sich ein Sieg anfühlt, noch nicht einmal, was das ist, ein Sieg. Sie kann **nicht „wissen".** Und sie hat keine Ader für den kulturellen **Wert** des „königlichen Spiels".

Wissenschaft hat uns von den magischen Ängsten vor Geistern und Naturgewalten befreit. Sie hat durch die Umsetzung in technische Entwicklungen (wie Telefon, Robotik, Gentechnik) unsere Lebensbedingungen revolutioniert, droht sie aber zunehmend auch zu **ruinieren**. Wird die Zukunft **hoffnungslos**? Ein düsteres Bild zeichnet der israelitische Historiker Harari mit seinem Buch *Homo Deus* (2018): Das letzte große Ziel sei die Unsterblichkeit. Algorithmen würden das Leben unfehlbar bestimmen. Wenn ich Harari richtig verstehe, dann macht Hoffen so viel Sinn wie das Ausfüllen eines Lottoscheins für Spiele, deren Ergebnisse bereits veröffentlicht wurden (s. auch Abschn. 4.2).

Welche Stellung hat die Wissenschaft in der modernen Welt? Wie kann Wissenschaft Hoffnung darstellen oder vielleicht auch herstellen? Würde man eine Meinungsumfrage starten, ließen sich vermutlich zwei Gruppen bilden: Die größere Gruppe dürfte glauben, Wissenschaft müsse und werde schon alles „richten" (für eine Untergruppe ist Wissenschaft gar die neue Religion). Die kleinere Gruppe wird die Wissenschaft eher verteufeln.

Obwohl ich für meine Ausführungen die „normale" Durchschnittsleserschaft im Blick habe, will ich zur Klärung der Frage nach der Bedeutung von Wissenschaft für den **Weltentwurf und die Hoffnung** große Physiker zu Wort kommen lassen. Die Physik ist die exakteste Naturwissenschaft. Wir sehen Nobelpreisträger der Physik im Rahmen unseres Themas in der Rolle von Formel-1-Piloten, welche sich in Grenzsituationen trauen. Die so gewonnenen Erkenntnisse dienen dann auch als Orientierungsgrößen für die Konstruktion der „Normalfahrzeuge". Können nun die Erkenntnisse der modernen Physik, besonders der Quantenmechanik, die Basis sein für den eigenen

Lebensentwurf und die Hoffnung in dieser Welt? Lassen wir die Frage von den Physikern selbst beantworten.

**Das Wie und Was der Wirklichkeit bei den großen Physikern** „Unser Denken und damit auch die naturwissenschaftliche Beschreibung erfasst nur eine Struktur, ein Wie, aber nicht den Inhalt, das Wesen, das Was der eigentlichen Wirklichkeit", schrieb Hans-Peter Dürr (2018, S. 25), Träger des Alternativen Nobelpreises 1987 und Freund und Nachfolger von Werner Heisenberg als Direktor des Max-Planck-Instituts für Physik und Astrophysik in München. Dürr hat in seiner Anthologie *Physik und Transzendenz* (2018) die Beiträge großer Physiker unserer Zeit „über die Begegnung mit dem Wunderbaren" zusammengestellt. Die im Folgenden zitierten Aussagen sind Beiträgen in diesem Buch entnommen.

- **Hans-Peter Dürr** (S. 29) bekennt, über Transzendenz lasse sich nur in Gleichnissen und Bildern sprechen.
- **Max Planck** war der Meinung, die Naturwissenschaft brauche der Mensch zum Erkennen, die Religion aber brauche er zum Handeln. Die größten Naturforscher, Männer wie Keppler, Newton, Leibniz, seien von tiefer Religiosität durchdrungen gewesen. Und dann formuliert er den entscheidenden Schlusssatz: „Es ist der … nie erlahmende Kampf gegen Skeptizismus und Dogmatismus, gegen Unglauben und gegen Aberglauben, den Religion und Naturwissenschaft gemeinsam führen, und das richtungsweisende Losungswort in diesem Kampf lautet: Hin zu Gott" (Dürr 2018, S. 53 ff.).
- **Albert Einstein** schrieb, Fühlen und Sehnen seien der Motor alles menschlichen Strebens und Erzeugens. Die religiösen Genies aller Zeiten hätte eine kosmische Religiosität ausgezeichnet, die keine Dogmen und keinen Gott kennen würde, der nach dem Bild des Menschen gedacht wäre. Kosmische Religiosität sei die stärkste Triebfeder wissenschaftlicher Forschung. Ein religiöser Mensch sei demnach in dem Sinne gläubig, dass er nicht zweifele an der Bedeutung und Erhabenheit jener außergewöhnlichen Inhalte und Ziele, die einer verstandesmäßigen Begründung weder fähig seien noch bedürften. Es folgt das berühmte Zitat: „Wissenschaft ohne Religion ist lahm, Religion ohne Wissenschaft ist blind" (Dürr 2018, S. 57 ff.).

Dieses Einstein-Zitat bestimmt zusammenfassend, welchen Beitrag Wissenschaft für den Lebensentwurf und damit für die Fähigkeit zu hoffen leisten kann. Wissenschaft gibt bestmögliches **Orientierungswissen,** erkennt die **Grenzen,** in denen der Verstand regiert; **bewahrt vor magischen Vorstellun-**

gen und **Dogmen**; vertreibt Rechthaberei und Größenwahn; ermöglicht die **Leichtigkeit absichtsfreier Bescheidenheit,** weist den Weg, **vernünftig zu hoffen**, dort, wo wir arbeiten, wohnen und lieben, und **mehr zu hoffen**, wo wir fühlen, sehnen und träumen.

## Religion

Auch in unserer säkularisierten Welt besteht ein Bedürfnis nach Religion. In der westlichen Welt sehen zunehmend mehr Menschen die dogmatischen und hierarchischen Strukturen der jüdisch-christlichen Religion kritisch. Nicht alle bekennenden Christen sind Kirchgänger. Manche mögen der „kosmischen Religion" im Sinne Einsteins und Plancks zuneigen, die jenen Gott sucht, der **nicht vom Menschen gemacht** ist.

**Sinn und Geschmack für das Unendliche** Vor mehr als 200 Jahren veröffentlichte der evangelische Theologe Friedrich Schleiermacher in seinem noch heute viel beachteten Jugendwerk *Über die Religion* (1799) eine Deutung der Religion, die an die kosmische Religion der Physiker denken lässt. Er schrieb: „Praxis ist Kunst, Spekulation ist Wissenschaft, Religion ist Sinn und Geschmack fürs Unendliche" (2001, S. 80). Das Erkennen des unfassbaren Unendlichen wird oft von einem **„Staubkorngefühl",** einem Gefühl der Winzigkeit und Bedeutungslosigkeit, erschüttert. Unsicherheit, Ausgeliefertsein – Hoffnungslosigkeit?! **Doch Hoffen ist robust.** Hoffen keimt aus wie die ersten Pflanzen, die nach einem Vulkanausbruch auf der an Nährstoffen reichen Lava erblühen. Hoffen kann das Gefühl aus seiner Niedergeschlagenheit wiederaufrichten. Es packt das Unbegreifliche in Begriffe, nimmt dazu Metaphern oder Bilder, gibt Namen. Der Impuls des Hoffens nimmt die ungelösten oder unlösbaren (existenziellen) Fragen auf, schafft Orientierung, gibt den Orten Namen. Dann scheinen sie „mir" zu gehören. Wenn wir einen Namen für etwas haben, fühlen wir uns sicher, haben wir **Macht.** Das wussten schon die Verfasser der Bibel („Fürchte dich nicht, denn ich habe dich erlöst; ich habe dich bei deinem Namen gerufen; du bist mein!" Jes. 43,1), die Gebrüder Grimm *(Rumpelstilzchen),* der Komponist Richard Wagner *(Lohengrin)* und der Kommunikationslehrer Paul Watzlawick (s. unten).

Wenn die Hoffnung in der dünnen Luft der gelehrten Gedankenwelt gedeiht, wächst sie ebenso gut – für viele Menschen vielleicht sogar besser – in einem schlichten religiösen Klima, in dem nach alter Tradition Gleichnisse und Bilder (vgl. Dürr, s. oben) von Transzendenz künden. Da steht der wahrhaft Fromme vor den alten Fresken. Er öffnet sich in seinem Fühlen, Sehnen und Hoffen demselben Losungswort wie der Begründer der Quantenmechanik, Max Planck: „Hin zu Gott."

**Moribundus** Paul Watzlawick erzählte während eines Seminars die folgende
Geschichte: Ein Schwerkranker im Krankenhaus setzte seine letzte Hoffnung
darauf, dass man herausfinde, an welcher Krankheit er leide. Die Ärzte ver-
trösteten den Patienten. In der nächsten Woche werde ein berühmter Professor kommen, der könne bestimmt die Diagnose stellen, also den Namen der
Krankheit nennen. Als der Professor erschien, warf er nur einen kurzen Blick
auf den Patienten und murmelte: „Moribundus" (lat. für „Sterbender"). Der
Kranke, der kein Latein verstand, gewann neuen Lebensmut, weil er nun den
Namen seiner „Diagnose" erfahren hatte. Es ging ihm zunehmend besser.
Bald konnte er entlassen werden. – Selbst wenn die Geschichte erfunden sein
sollte, trifft sie doch die Erfahrung vieler Kliniker, dass das **richtige Wort** –
ein Name, ein Be-**griff** – den (Über-)Lebenswillen enorm steigern kann und
neue Hoffnung gibt.


**Natur**

Ich hatte einen Mann um die 70 auf eine Skitour mitgenommen, die einen
Aufstieg von vier Stunden mit einigen Steilstellen beinhaltete. Zwar hatte ich
Bedenken, dass die Kondition des Mannes vielleicht nicht ausreichen würde,
doch ich konnte ihm seinen Wunsch nicht abschlagen, als er sagte: „Wenn
man hofft, muss man hin und wieder auf einem Berggipfel stehen." Nassge-
schwitzt wurde der Gipfel erreicht. Nach Bergtradition gab man sich die
Hand. „Jetzt bin ich wieder einmal meinem Herrgott ganz nah", sagte der
Mann, und später verriet er: „Jetzt ist die Hoffnung wieder satt. Ein halbes
Jahr wird das reichen."


**„It's Nature"** Die 28-jährige Grönländerin, die uns auf dem Expeditions-
schiff in die Arktis begleitete, hatte in den USA und in Dänemark studiert.
Danach war sie in ihre Heimat zurückgekehrt. Die Familienbande, die Tradition und die Ursprünglichkeit des Landes hätten sie angezogen. Sie erzählte,
Touristen würden sie häufig fragen, wie man denn in einer so unwirtlichen
Gegend leben könne, besonders während der kalten und dunklen Winterzeit.
Dann antworte sie immer: „It's nature." Sie sagte das ohne Pathos, ganz **natürlich** – im Wortsinn. **Alles Planen und alle Ziele seien nur ungefähr,**
hingen vom Wetter ab. Wenn man sich verabrede, zum Wandern, zum Fi-
schen, sei jedem bewusst, dass das Vorhaben wegen des Wetters kurzfristig
abgesagt werden könne. Das nehme man so hin, ohne es kommentieren zu
müssen. Die Natur sei so nah, und man habe eine feste Bindung zu ihr, die
einen **Frieden und Respekt** („peace and respect") empfinden lasse. Die Grönländerin blickte auf die vorbeiziehenden Eisberge, Riesen von bis zu einem
Kilometer Länge (nur 10 bis 12 Prozent überragen die Wasseroberfläche).

Auch die mächtigsten Eisberge schmelzen. In absehbarer Zeit werden sie zu Wasser im Ozean geworden sein. Frieden und Respekt – „it's nature".

Die Natur wird manchmal als „Mutter" bezeichnet – Mutter Natur. Das bedeutet Ursprung, Nahrung und Schutz, verbunden sein mit der ganzen großen Familie des Lebendigen, vom Käfer bis zum Adler, vom Grashalm bis zum Mammutbaum. Sich in der Natur **sammeln**, ihre Zyklen aufnehmen, verweilen, sich zu Hause fühlen bei den „Geschwistern", die uns so unbegreiflich vielgestaltig begegnen, das ist die **kreative Regression, in der Hoffnung wächst.**

## Kunst

Der Patient wartete auf die Herztransplantation. Mehrfach hatten wir ihn stationär aufgenommen. Schon zweimal war er vergeblich ins Transplantationszentrum verlegt worden. Er wurde dann als **Ersatzempfänger** nicht „gebraucht" (da nur wenige Herzen für eine Transplantation zur Verfügung stehen, werden zwei Kandidaten einbestellt. Der Patient, für den das Herz vorgesehen ist, wird transplantiert. Falls der Patient jedoch auf dem Weg zum Operationssaal akut verstirbt – es handelt sich ja um Schwerkranke –, wird sofort die vorbereitete Ersatzperson „eingeschoben", um nicht durch Zuwarten das kostbare Transplantatherz zu verlieren). Die für unseren Patienten vergebliche Operationsvorbereitung verstärkte seine ohnehin vorhandene Niedergeschlagenheit. In den Wartezeiten lernte er zu malen und errang darin eine gewisse Fertigkeit. Er konnte sich wieder freuen, und er konnte wieder hoffen – hoffen, dass er die Stimmung „Frühnebel auf dem Chiemsee" beim Malen gut treffen werde. Diese Hoffnung wurde erfüllt. Der Patient machte so die Erfahrung, **fühlte: Hoffnung erfüllt sich** (vielleicht noch mit dem kleinen Zusatz „wenn ich mich bemühe"). Im menschlichen Gehirn werden dabei weitgehend dieselben Strukturen aktiviert, gleichgültig, ob das Hoffen sich auf eine Herzverpflanzung bezieht oder auf das Malen einer Szene am See. Dem Patienten ging es in den ihm noch verbleibenden zwei Jahren stimmungsmäßig deutlich besser. Manchmal war er fast locker, ja heiter. Selbst seine körperliche Situation schien durch die Hoffnungserlebnisse beim Malen günstiger geworden sein. Er starb schließlich zu Hause während des Schlafs. (Für philosophische Aspekte zum Thema Kunst s. Kap. 10.)

## Philosophie

Für das Thema Hoffen begeben wir uns nicht auf das „Eis" von Berufsphilosophen oder Philosophieprofessoren. Wer über das Leben, sein Leben nachdenkt, ist Philosoph. Bei vielen beginnt das Philosophieren erst in der Mitte des Lebens oder noch später. Beruf und Familiengründung und -gestaltung sind nötige und gute „Ablenkungen" vom philosophischen Nachdenken. Aber es gibt unzählige andere Ablenkungen, die unnötig sind. Hoffen kann auf das Wesentliche zurückführen. Wer sich für Hoffen als Haltung entschließt, kann als glücklicher Philosoph gelten.

**Symbiose zwischen Hoffen und dem, was Hoffen fördert**
Wenn wir mit der gesunden Haltung Hoffen aufrecht durchs Leben gehen wollen, dann brauchen wir fördernde Bedingungen und natürlich Glück. So bekommt das Hoffen Auftrieb, und dann kann es, zurückwirkend, auch den Bedingungen mehr Energie übertragen und das Glück locken. Beziehungen zum Hoffen sind symbiotische Beziehungen (altgriech. „sym" = zusammen, „bios" = Leben). Das sind wechselwirkende, enge Partnerschaften, in denen jedes von seinen besonderen guten Eigenschaften gibt, sodass jedes seine Möglichkeiten voll ausschöpfen und – mit Glück – über sie hinauswachsen kann.

## Zusammenfassung

Hoffen ist eine mentale und eine sensomotorische Haltung, die zu einem Wollen drängt, das durch Üben, Üben und nochmals Üben unterwegs ist. Angeborene und erworbene menschliche Möglichkeiten, Eigenschaften wie Kreativität, Wissen, Humor, Stehvermögen, Dankbarkeit und Liebe fördern diese Haltung. Lebenskonzepte aus der Sichtweise dieser Haltung verankern sich auf den Feldern von Wissenschaft, Religion, Kunst, Philosophie und Natur. Hoffen gibt dem Leben Auftrieb und kann dann, zurückwirkend, den fördernden Fähigkeiten und Eigenschaften mehr Energie übertragen und das Glück locken. Beziehungen zum Hoffen sind symbiotische Beziehungen. Der Mensch kann mehr, als er sich (er-)denkt.

## Literatur

Dürr HP (Hrsg) (2018) Physik und Transzendenz. Die großen Physiker unserer Zeit über ihre Begegnung mit dem Wunderbaren. Driediger, Ibbenbüren
Harari YN (2018) Homo Deus. Eine Geschichte von Morgen, 14. Aufl. Beck, München
Hüllemann KD (2013) Patientengespräche besser gestalten. Gebrauchsanleitung für helfende Kommunikation. Carl Auer, Heidelberg
Lakoff G, Wehling E (2008) Auf leisen Sohlen ins Gehirn. Carl Auer, Heidelberg
Sacks O (2016) Dankbarkeit. Rowohlt, Reinbek bei Hamburg

Schleiermacher F (2001/1799) Über Religion. Reden an die Gebildeten unter den Verächtern (Hrsg. v G Meckenstock). Nachdruck der 1999 in der Reihe de Gruyter Studienbuch erschienen Ausgabe (eBook als Pdf-Download). De Gruyter, Berlin

Wilson M (2002) Six views of embodied cognition. Psychos Bull Rev 9(4):625–636

# 8

# Gesundheit, die ganz große Hoffnung: das Medizinsystem und wie es mit mehr Hoffnung zu nützen ist


In diesem Kapitel erfahren wir, wie wir im Krankheitsfall das Medizinsystem besser nutzen können, damit sich unsere Hoffnung auf Genesung erfüllt. Entscheidende Sachverhalte des Medizinsystems werden zusammengestellt: die humanitären Wurzeln und Weiterentwicklungen, die wissenschaftlichen Denkweisen und die wirtschaftlichen Zwänge. Wer am Beispiel des Medizinsystems tieferen Einblick in die soziale Kultur der Gesellschaft gewinnt und versteht, wie das System Medizin funktioniert, wird für sich selbst einen gangbaren rationalen, guten und hoffnungsvollen Weg finden. Es geht um die Ermächtigung der Patienten: was sie steuern können, wie sie sich schützen können und wie sie Verletzungen durch das System mildern können.


## 8.1 Das Medizinsystem: der kranke Mensch und die Krankheit

**Kulturgut unter Kostendruck**

Wichtigstes System für das Hoffen auf Genesung ist das System der Medizin, ein wesentlicher Bestandteil unserer Kultur. Krankenhäuser und Arztpraxen sollten Lehreinrichtungen für Hoffen sein. Wir sind in der glücklichen Lage, auf eines der leistungsfähigsten medizinischen Systeme der Welt zugreifen zu können. Doch es gibt Unzufriedenheiten und eine Verarmung an mitmenschlicher Zuwendung. Der Kostendruck mit seinen vielfältigen negativen Folgen ist die Hauptursache, wenn über die schlechten Bedingungen geklagt wird. Alle Klagen über diesen unguten Zustand, alles Jammern und Protestieren,


© Springer-Verlag GmbH Deutschland, ein Teil von Springer Nature 2020
K.-D. Hüllemann, *Hoffen und die Lust zu leben*,
https://doi.org/10.1007/978-3-662-61407-5_8

alle politischen und andere Initiativen werden das Problem nicht lösen. Hochleistungsmedizin ist extrem kostenintensiv. Wir wollen sie haben. Zeit, die Geld bedeutet, bleibt nicht viel übrig für die heilsame mitmenschliche Begegnung zwischen Patienten und helfenden Fachpersonen. Das hat Auswirkungen auf unser psychisches Befinden, kann Hoffnung zerstören und die Gesundungskräfte behindern.

### Kranksein und Krankheit

Es ist eine verzwickte Angelegenheit mit der Krankheit. Auf der einen Seite gibt es die objektive Krankheit, z. B. eine Lungenentzündung, deren typische Befunde (Krankenbericht, körperlicher Untersuchungsbefund, Röntgen, Labor) ich den Medizinstudierenden nahebringe. Auf der anderen Seite gibt es den kranken Menschen, der schweißgebadet im Bett liegt, von Hustenstößen geschüttelt wird, nach Luft ringt – kurz: sich erbärmlich krank *fühlt*.

Für die Krankheit/Erkrankung und das Kranksein und Sich-krank-Fühlen gibt es im Englischen zwei eigenständige Wörter: „disease" (die Erkrankung aus ärztlicher/diagnostischer Perspektive) und „illness" (die subjektive Krankheitserfahrung). Im deutschen Sprachgebrauch wird beides in den einen Topf „Krankheit" geworfen.

Schon vor über hundert Jahren hat der Heidelberger Kliniker von Krehl darauf hingewiesen: „Krankheiten als solche gibt es nicht. Es gibt nur kranke Menschen" (Krehl 1932, S. 24). Seit es Menschen gibt, gibt es auch kranke Menschen. **Am Anfang war der kranke Mensch.** „Krankheit" ist ein späterer begrifflicher Erwerb. Biologische und psychosoziale Faktoren beeinflussen sowohl das persönliche Kranksein wie auch die wissenschaftlich definierte Krankheit. Die Krankheit ist der Teil; das Kranksein ist das Ganze – der ganze Mensch. Krankheit ist eine Fiktion und eine großartige menschliche Denkleistung, die ungeahnte Möglichkeiten für erfolgreiche Sorge und Fürsorge ermöglicht.

### Das Krankenhaus als ein Schaufenster der Humanität in der Gesellschaft

Wenn man die geschichtliche Entwicklung verfolgt, wird man keine Einrichtung entdecken, die so vielen und so unterschiedlichen Einflüssen ausgesetzt war wie das Krankenhaus. Religiöse, politische, ethische, kulturelle, ökonomische, medizinische und soziale Faktoren wirken auf das Gesundheitswesen ein und damit auf das Krankenhaus. Keine andere karitative Einrichtung ist so bekannt wie das Krankenhaus. Es ist ein wesentlicher Bestandteil unserer Kultur und ein prägnantes Beispiel nicht nur für kulturelle Entwicklung, sondern auch für das soziale Empfinden in einer Gesellschaft: Krankenhäuser sind Spiegel der sozialen Grundeinstellung und des Sozialverhaltens. Das gilt auch für Arztpraxen.

Zentrales **Anliegen aller Patienten ist, wahrgenommen und ernst genommen zu werden.** Die Journalistin Rothmann, die in der *Süddeutschen Zeitung* über ihre Erfahrungen nach einer Sprunggelenksverletzung berichtete, schreibt, dass eine Krankheit für den Arzt Alltag sein mag, für den Kranken jedoch sei sie eine Ausnahmesituation, die einsam mache. Krankheit bringe alles zum Stillstand in einer Parallelwelt, in der man erst einmal nur die Hälfte verstehe. „In so einem Moment das Gefühl zu bekommen, gehört zu werden, ist ein unglaubliches Geschenk" (Rothhaas 2019, S. 53). Eigentlich sollte es nicht allzu schwer sein, diesen zentralen Patientenanliegen zu entsprechen. Es geht zunächst um **Anstand** im menschlichen Miteinander: **Höflichkeit, Begegnung auf Augenhöhe, ausreden lassen, adäquat auf Gefühlsäußerungen reagieren.** Und eine Prise **Freundlichkeit lässt Hoffnung** keimen – ein Lächeln, ein Zunicken, eine taktvolle, feinfühlige Berührung.

Das Krankenhaus als Teil des Medizinsystems war und ist großen Veränderungsprozessen ausgesetzt, die zudem rasend schnell verlaufen. Was sich in einer langen Periode von über 300 Jahren entwickelte, hat sich in nur 30 bis 50 Jahren rasant verändert.

## 8.2 Von der Ethik zur Ökonomie: Paradigmenwechsel im Medizinsystem

Ein Hauptstrom, der sich am Ende des 20. Jahrhunderts deutlich abzuzeichnen begann, hat zu einem Paradigmenwechsel geführt: vom Krankenhaus als **ethisch gerechtfertigter Institution** (auch unter der Führung von biochemischer und Hightech-Medizin) zum Krankenhaus als einer **Institution, die sich ökonomisch zu rechtfertigen hat.** Budgetäre Entscheidungen werden zunehmend vorrangig berücksichtigt – vor medizinischen und ethischen Entscheidungen. Das zeigt auch die jüngste qualitative Studie, vorgelegt von einem Ökonomen und einem Arzt unter dem Titel *Medizin zwischen Patientenwohl und Ökonomisierung* (Naegler und Wehkamp 2018).

Für das Krankenhaus galt immer ein Grundkonsens, der hieß: Die Bedürfnisse der Patienten nach Heilung bestimmen die medizinischen Entscheidungen über diagnostische und therapeutische Maßnahmen. Entsprechend wurden die unternehmerischen Entscheidungen gesteuert: Einstellung zusätzlicher Mitarbeiter, Bauvorhaben (etwa ein neuer Operationssaal), Anschaffung neuer Geräte (die zum Teil Millionen von Euro kosteten). **Alles war auf das Patientenwohl konzentriert.**

**Das stimmt so nicht mehr.** Geschäftsführer und Ärzte sollen **Gewinne für das Unternehmen Krankenhaus** erzielen, zumindest aber Verluste vermeiden. Das hat Auswirkungen auf die Patienten und auf alle Mitarbeiterbereiche. Naegler und Wehkamp haben Ärzte und Geschäftsführer befragt. Die Ergebnisse zeigen die **Dilemmata, denen Geschäftsführer und Ärzte ausgesetzt** sind, wenn sie Gewinne erwirtschaften sollen, damit das Krankenhaus wirtschaftlich überleben kann.

Gegen die Kommerzialisierung einer zunehmend biochemisch und apparativ-technisch ausgerichteten Medizin sind schon in den 1950er-Jahren Ärzte aufgestanden, die ein umfassenderes, komplexeres Denken in der Medizin einforderten und z. B. Hoffen als menschliche Fähigkeit anerkannten und als wichtiges Bedürfnis ernst nahmen. Komplexere Denkmodelle begannen damals allgemein in der Wissenschaft die linearen, monokausalen Modelle zu überwinden.

## 8.3    Das biopsychosoziale Modell

**Äußere Hilflosigkeit und innere Hoffnungslosigkeit**
Der amerikanische Internist George Libman Engel (1977) formulierte das biopsychosoziale Modell, das in der Medizin, der Psychologie, der Soziologie und der Philosophie zu einem Grundlagenmodell wurde.

In frühen Veröffentlichungen beschrieb Engel (1967), dass Menschen, die den Verlust von Kontrolle (z. B. der Umwelt, s. auch Kap. 4) spüren und ersehnte Lebensziele aufgeben, weil sie unerreichbar scheinen, Gefahr laufen, in Hilflosigkeit und Hoffnungslosigkeit zu verfallen. Hilflosigkeit könne entstehen, wenn äußere Wertschätzung (s. Abschn. 4.3) versagt werde, **Hoffnungslosigkeit** entstehe dagegen durch die eigene **innere Überzeugung, selbst für die unterbliebene Wertschätzung verantwortlich zu sein und gar nichts dagegen tun zu können**. Engel erkannte die schädigende Wirkung von Ausgrenzung aus dem Familienverband wie auch fehlender mütterlicher Fürsorge: kein Schutz, keine Geborgenheit, keine Zärtlichkeit (s. Abschn. 4.3). Unter diesen Einflüssen würden die primären biologischen Verteidigungssysteme von **Kampf oder Flucht** aktiviert, und wenn diese undurchführbar oder sinnlos seien, würde das System **Rückzug** angeworfen. Wichtig ist seine Feststellung, dass **nicht alle krank werden**, die unter so misslichen Umständen leben.

**Notwendigkeit eines neuen medizinischen Modells**
Engel nannte es eine Herausforderung für die Biomedizin, als er 1977 seine grundlegende Arbeit in der renommierten Wissenschaftszeitschrift *Science* vorlegte: „The need for a new medical model: a challenge for biomedicine“

(Die Notwendigkeit eines neuen medizinischen Modells: eine Herausforderung für die Biomedizin). Er führte aus, dass die Kenntnis von biopsychosozialen Zusammenhängen das Verstehen erleichtern würde, **von der molekularen bis zur sozialen Ebene.** Er beschrieb auch, wie verschiedene Faktoren, z. B. Stress, **Hoffnung,** Kummer, sozialer Rückhalt und **wie (!) der Patient seine Krankheit erlebe,** zur Krankheit bzw. zur Genesung eines Patienten beitragen können. Kurz: Engel formulierte eine komplexe systemische Denkweise in der Medizin.

**Wenn die Tatsache der Theorie widerspricht: das nicht ausgeteilte Antibiotikum**

Ich erinnere mich an meine ersten Monate als Assistenzarzt an der Heidelberger Ludolf-Krehl-Klinik für Innere Medizin. Ein älterer Weinbauer wurde wegen einer schweren Lungenentzündung mit dem damals häufig eingesetzten Antibiotikum Chloramphenicol behandelt. Die Krankheit heilte so schön, wie man es im Lehrbuch beschrieben findet. Die Röntgenaufnahmen der Lunge zeigten im Verlauf die typischen Rückbildungszeichen. Als ich dem Patienten sagte, er müsse das Medikament nun nicht mehr schlucken, konnte ich mich nicht verständlich machen. Ich dachte, das läge daran, dass ich den einheimischen Dialekt nicht sprach, deshalb bat ich einen einheimischen Kollegen zu übersetzen. Der Winzer verstand nicht. Jetzt überprüften wir die Behandlungsaufzeichnungen. Für jeden Tag war das Antibiotikum eingeschrieben. Als ich den unklaren Ablauf hartnäckig weiterverfolgte, stellte sich heraus: Der Patient hatte das Medikament gar nicht bekommen. Die Lungenentzündung war spontan geheilt. Hätte ich nicht so „gebohrt", wäre nichts weiter aufgefallen; die Lungenerkrankung war ja lehrbuchmäßig abgeklungen, also musste im Sinne der linearen monokausalen Denkweise das Antibiotikum geholfen haben. Dass der Winzer nicht verstand, was wir von ihm wollten, hätte man womöglich mit seinen „nicht überragenden" intellektuellen Fähigkeiten erklärt. Was für eine Arroganz! Das passt zu der Hegel zugeschriebenen Feststellung: „Wenn die Tatsachen nicht mit der Theorie übereinstimmen – umso schlimmer für die Tatsachen."

**Psychosomatik**

Psychosomatisches Denken ist komplexes Denken – viele „weiche" Faktoren zählen. Wenn man mit Patienten in tiefere Gespräche eintaucht, öffnen sich oft verborgene Lebensfelder, die jeder irgendwann betreten hat oder betreten wird: die Felder des Lebensentwurfs, des Kulturellen, des Philosophischen, des Religiösen, der Fantasie – Felder, die über das biopsychosoziale Modell hinausweisen. In Abb. 8.1 sind diese Bereiche in einem Zwiebelschalenmodell dargestellt.

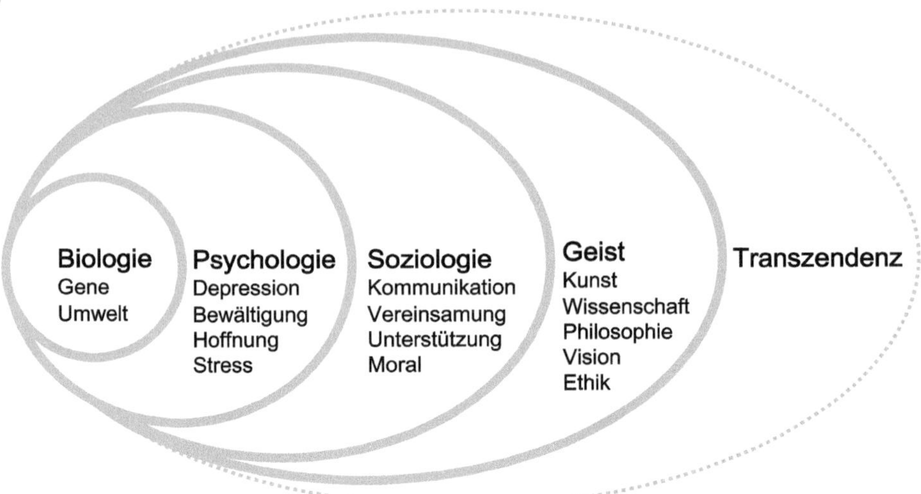



**Abb. 8.1** Zwiebelschalenmodell: Der Mensch als biopsychosoziales Wesen mit geistigen Fähigkeiten und dem (für viele geltenden) Bedürfnis nach Transzendenz. Die äußere „Schale"/Ellipse wurde für die ärztlich-therapeutische Sicht gestrichelt gezeichnet, um anzudeuten, dass sich die Ärztin/der Arzt hier wegen des hohen Einflusses ärztlicher Autorität zurückhalten, aber dieses Gebiet (Religion, Glaube) als für (viele) Patienten wichtig anerkennen und unterstützen sollte

## 8.4   Salutogenese und Pathogenese

In den 80er-Jahren des vorigen Jahrhunderts tauchte ein neues, ein fast revolutionäres Wort im Gesundheitswesen und in der Medizin auf: Salutogenese.

**Eine neue Sichtweise**
Aaron Antonovsky (1984) stellte in seinen sozialwissenschaftlichen Untersuchungen fest, dass ungefähr ein Viertel der Frauen, die die NS-Konzentrationslager überlebt hatten, und der Mütter, die ihre Kinder im Krieg verloren hatten, nach einer gewissen Zeit wieder hinlänglich normal am Leben teilzunehmen vermochten. Antonovsky war nicht der klassischen Frage der Medizin – **Was macht krank?** (Pathenogenese) – nachgegangen, sondern hatte gefragt: **Was hält gesund?** Diese Sichtweise nannte er „Salutogenese". Er fasste die Ergebnisse seiner Forschungen in einer Arbeit mit dem Titel „A call for a new question – salutogenesis – and a proposed answer – the sense of coherence" (1984) zusammen. „Sense of coherence" (meist mit „Kohärenzgefühl" übersetzt) meint dabei die grundsätzliche Überzeugung, dass Lebensereignisse verstehbar und sinnvoll sind und dass man sein Leben meistern kann.

In den Mittelpunkt rückte damit die Widerstandskraft, die manche Menschen gegenüber Krankheiten und sonstiger Unbill entwickeln können. Warum gelingt das nicht allen Menschen? Die Widerstandskraft sieht Antonovsky im Kohärenzgefühl („sense of coherence"). Salutogenese darf nicht als Ablösung der Pathogenese gesehen werden, sondern als deren wesentliche Ergänzung, wie das Beispiel des Frauenarztes Semmelweis zeigt.

**Berechtigung der pathogenetischen Sicht: Semmelweis besiegt das Kindbettfieber**

Die Bekämpfung des oft tödlichen Kindbettfiebers durch den ungarischen Arzt Ignaz Philipp Semmelweis, den „Retter der Mütter", ist ein Beispiel dafür, dass eine pathogenetische Denkweise sehr segensreich sein kann. Semmelweis wurde zu Lebzeiten mit seinen Ideen nicht ernst genommen und verspottet. Heute gelten seine wissenschaftlichen Arbeiten von 1850/1860 als erste Belege einer **evidenzbasierten Medizin**, dem heutigen Goldstandard der Heilkunde: Es muss ein empirischer wissenschaftlicher Beleg für den Nutzen einer Untersuchung oder Therapie erbracht sein.

## 8.5  Stehen die Patienten im 21. Jahrhundert wieder im Zentrum?

Ein **neues Gesundheitssystem für das 21. Jahrhundert** (Rumsfeld 2002) wird gefordert. Die Qualität der medizinischen Versorgung in den Vereinigten Staaten von Amerika soll besser werden. Der Autor bezieht sich auf das Committee on Quality of Health Care (2001) am Institute of Medicine in Denver/Colorado. Er nennt **sechs Ziele**, um die medizinische Versorgung in den USA zu verbessern: Die Betreuung muss

1. sicher sein und darf den Patienten nicht gefährden,
2. effektiv sein,
3. rechtzeitig und im rechten Augenblick erfolgen,
4. effizient sein,
5. gerecht sein,
6. patientenzentriert sein.

Der **Zentrierung auf den Patienten** werde **die geringste (!) Aufmerksamkeit** entgegengebracht, sowohl von der Wissenschaft („science community") wie auch seitens der praktizierenden Ärzteschaft. Das muss nicht immer zu verzweifelter Hoffnungslosigkeit führen, aber es fehlt oft das warmherzige Klima, das nötig ist, damit Hoffen wachsen kann.

Diese Schelte der Wissenschaft und der Ärzte ist einseitig. Es war ja gerade ein wissenschaftliches Institut, das die verbesserten Medizinziele ausgearbeitet hatte. Es ließen sich zahlreiche weitere Publikationen anführen, in denen von Wissenschaftlern eine humanere Medizin angemahnt wird. Ich selbst habe ein Buch geschrieben mit einer Gebrauchsanweisung für helfende Kommunikation bei Patientengesprächen ohne zusätzlichen Zeitaufwand (Hüllemann 2013). Und es gibt bewundernswerte Ärztinnen und Ärzte, Pflegekräfte, Physiotherapeuten und Fachkräfte anderer Medizinberufe, die ihre professionelle Arbeit mitfühlend und liebevoll ausführen, die Sicherheit und Geborgenheit geben, Hoffnung und Mut machen.

Wie kommt es dann aber, dass die Medizin oft grausamer ist, als sie es sein müsste, dass selbst feinfühlige Beschäftige in der Medizin zuzeiten durch ihre Äußerungen oder ihr Verhalten Patienten niedermachen und ihnen alle Hoffnung nehmen? Eine Antwort gibt der Vorstandsvorsitzende der Bundesärztekammer, Rudolf Henke (zit. n. Rothhaas 2019): „Wer unter gesundheitsschädigenden Bedingungen im Krankenhaus arbeitet, kann der Gesundheit seiner Patienten auch schlechter helfen. Der überlastete Arzt kann nach und nach zum Zyniker werden."

Das Medizinsystem gibt die engen Grenzen ärztlichen Handelns (und die aller anderen ebenso wichtigen Fachberufe) vor. Patienten nützt es wenig, die unguten Auswirkungen des Systems im mitmenschlichen Bereich immer wieder aufzuzählen und zu jammern. Die Aufgabe heißt: mitmenschliche Medizin jetzt!

Im Folgenden widmen wir uns deshalb der Frage: **Wie können wir Patienten befähigen**, die unzweifelhaft segensreichen Behandlungsmöglichkeiten der modernen Medizin zu nutzen, ohne dadurch über Gebühr seelisch belastet zu werden? Patienten sollen häufiger **Mitgefühl und Hoffnung erleben** können.

### Eine ganz normale Herzkatheteruntersuchung?

Von einer süddeutschen Kollegin, die bei mir ein Seminar zum Thema „Patientengespräche besser gestalten" in Heidelberg besucht hatte, erhielt ich den Bericht einer Patientin, die einen Herzinfarkt überstanden hatte und ihr Erleben während der späteren Herzkatheteruntersuchung aufgeschrieben hatte. Der Katheter sei in der Leiste eingeführt worden, das sei, so habe man ihr gesagt, sicherer und direkter. Es ging dann wohl doch nicht „so einfach", wie es aus den Bemerkungen und Aktionen des Kardiologen geklungen hatte. Die Patientin erlebte jedenfalls ein sehr unangenehmes Schwanken zwischen „Hätte ich doch eine Narkose" und „Gut, dass ich mein System nicht mit einer Narkose belastet habe". Sie habe alles mit 150-prozentigem Bewusstsein, fast schmerzlich, erlebt. Die Zeit sei ihr endlos erschienen. Sie habe den Kardiologen sagen hören, dass wieder etwas schwer gehe, habe diesen unangenehmen Druck gespürt, dieses Geschiebe durch die Adern, die Schwierigkeiten – hautnah!

Wie in einer Rückblende habe sie sich, völlig erschlagen, auf einem Bett vor dem Operationssaal wartend gesehen, auch noch **ängstlich-unangenehmen Gesprächen ausgeliefert**, wo doch dringend **Ruhe** nötig gewesen wäre. Sie habe keine Schmerzen gehabt, doch habe sie sich schrecklich aufgewühlt gefühlt – am Ende ihrer Kraft. Sofort nach der Untersuchung habe sie fest eingebunden liegen müssen („Bewegen Sie ja die Beine nicht, damit es nicht blutet!"), obwohl ihre Erregung so stark gewesen sei, dass sie innerlich gezittert habe. Sie habe endlose Minuten gezählt. Nach vier Stunden eine große Befreiung: „Zum Glück hab ich's geschafft. Bald bin ich daheim."

Die Patientin ging dann sehr vorsichtig auf die Toilette und achtete sehr auf sich. Am anderen Morgen: Druckschmerz auf der Wunde. Also noch mal runter zur Untersuchung – im Rollstuhl, längeres Gehen war nicht möglich. Nach langem Warten, frierend auf dem Flur („Aus dem Bett geholt ohne Info, wohin es geht"), dann die Untersuchung: „Da hat sich ein Bluterguss gebildet ..." Ein weiterer Arzt kam. Diskussionen („Beängstigende Worte hörte ich, **musste** ich hören"). Wieder Warten. Ein anderes Arztzimmer („Ich immer noch im dünnen Schlafanzug"). Ein Oberarzt untersuchte sie. Schmerzen und viele Fragen: „Dr. X, mein OP-Arzt, war zu einer Fortbildung gefahren. Endlich eine Erklärung: ‚Die Einstichstelle hat sich wohl nicht geschlossen. Da blutet es raus ... Nehmen Sie Blutverdünner? Vielleicht ein Grund?' Hätte er ja vorher drauf kommen können." Der Arzt prüfte, welche Blutverdünner die Patientin nahm. „Ja, Sie nehmen Blutverdünner. Das Ausgeblutete macht so was wie ein Gebilde, das wegmuss. Die Stelle muss geschlossen werden." Er besprach mit ihr, was man tun könne. („Das war gut, endlich kann etwas geschehen. Wie froh wäre ich gewesen, hätte ich all das Hin- und Hergerede nicht mitkriegen müssen – so ein Stress, wieder und wieder. Sie hätten mich vor all dem schonen müssen!") Der Arzt entschied sich für eine Injektion, um das Gebilde aufzulösen. Wieder Diskussionen („Ob das geht, und ob er trifft! Weil das Gebilde so klein ist! Er will es versuchen ... hofft ...").

Der Patientin „will das Herz stehen bleiben. Ich erlebe zum x-ten Mal die Hilflosigkeit bei etwas, was ‚kleiner Eingriff, den Sie kaum spüren' genannt wird. Jetzt frage ich, ob ich bitte eine Narkosespritze kriegen kann? – ‚Das geht ganz schnell, das merken Sie kaum.' – Und wie ich es merke: Es schmerzt zwar nicht, doch es ist ein langes, sehr unangenehmes Herumstochern in meinem Leistenbereich, wie er mit der Nadel herumsucht, bis er es findet ... und zur Sicherheit noch mal sticht. Das schreckliche Gefühl kann ich kaum beschreiben … Der Bluterguss, der sich dadurch gebildet hat, bedeckt den ganzen rechten Oberschenkel über die Leiste bis zum Bauch, auch heute noch. Völlig erschüttert und erschöpft werde ich im Rollstuhl ins Zimmer gebracht und falle in mein Bett. Habe völlig erschöpft nur geschlafen und geschlafen … Als ich am nächsten Morgen nachuntersucht wurde, war ich zum Glück körperlich schmerzfrei – ist also am Ende gut gegangen … Ich konnte entlassen werden. Noch unsicher und schwach, fuhr ich nach Hause, wo ich bis heute brauchte, um alles einzuordnen und zu verstehen."

Auf meine Frage an die Kollegin, die mir diesen Fallbericht schickte, ob ich neben dem Beispiel auch ihren Namen nennen dürfe, schrieb sie mir: „Wenn Sie meinen Namen abkürzen, wäre es mir lieb, da ich die Identität der Patientin schützen möchte und es sonst ziemlich eindeutig wird." Übrigens sei der Kardiologe, der die Herzkatheteruntersuchung durchgeführt habe, „ein feinfühliger Mensch, aber an dieser Ecke eben, ich nehme an durch Routine, betriebsblind für das, was da Menschen im Namen der Medizin angetan wird und wie das gesprochene Wort während einer solchen Untersuchung wirkt. Wenn ich ihn wiedertreffe, möchte ich ihm auch selber noch eine Rückmeldung geben. Ich weiß nicht, ob die Patientin sich traut."

Das Beispiel verdeutlicht, wie tief der Graben ist, der sich zwischen dem herzlosen und **kalten System Medizin** und dieser warmherzigen, wunderbaren Hausärztin auftut. In der Einrichtung Krankenhaus, in der Kostendruck, Personalmangel, Zeitdruck und Arbeitsverdichtung besonders stark durchschlagen, wird der Boden für eine Entwicklung bereitet, durch die ein System, das einstmals aus humanitären Beweggründen eingerichtet wurde, zu einer kommerziellen Reparaturfabrik für eine defekte „Menschsache" verkommen kann. Es ist bewundernswert, dass in einem solchen dehumanisierten System trotzdem noch viele feinfühlige Menschen arbeiten; doch auch sie können betriebsblind werden, zumindest zeitweise, bei großer Anspannung und Überforderung, für das, was Menschen im Namen der Medizin angetan wird und wie das gesprochene Wort wirkt (wie die Kollegin in ihrem Begleitbrief zur Fallschilderung schrieb). **Wer die richtigen, hoffnungsvollen Worte findet, besonders in misslicher Situation, der praktiziert die Kunst des Heilens, die Heilkunst.**

## 8.6 Befähigung der Patienten im Umgang mit dem Medizinsystem

In der Vorbereitung von Patienten für klinische Behandlungen kann es hilfreich sein, Verständnis zu vermitteln für belastete Krankenhausmitarbeiter, die sich nicht immer so mitfühlend verhalten, wie sie es wahrscheinlich – hoffentlich?! – im Grunde möchten. Dabei geht es nicht darum, Missstände zu entschuldigen. Die Patienten sollten lediglich **mit kritischen Stellen rechnen, um sich darauf einstellen zu können**, ähnlich wie man Bergwanderer bei der Vorbereitung zu einer Klettertour auf kritische Passagen am Berg hinweist. Wenn beispielsweise eine Herzklappenoperation bei einem hervorragenden Herzchirurgen ansteht, der aber als schwierig im Umgang mit Patienten gilt, sage ich zu dem betreffenden Patienten: „Von diesem Operateur habe ich beste Ergebnisse gesehen. Er ist ein großer Könner. Es gibt bei ihm vielleicht eine ‚Nebenwirkung‘, die können Sie wegstecken: Er ist oft arg rau im Umgang." Der Hinweis kann dem Patienten helfen, sich von „rauen" Äußerungen zu distanzieren und sich so zu schützen.

Anderen Patienten kann man **Schutztechniken** beibringen: „Stellen Sie sich vor, Sie sind ein Wissenschaftler und erforschen das Äußerungsverhalten von Chirurgen. Sie haben schon Vorstellungen, was er Unmögliches sagen könnte. Haben Sie richtig getippt?" Auch **gezielte Körperübungen** können helfen: „Drücken Sie mit Ihrer rechten Hand gegen die Außenseite Ihres Oberschenkels. Spüren Sie die Hand? Warm oder kühl? Wie ist der Druck der Fingerkuppen, des Handballens?" Die **Eigenberührung** kann auch **als Signal**, Auslöser oder Trigger eingesetzt werden. Dafür muss vorher das Bild eines angenehmen Erlebnisses (z. B. durch eine schöne Landschaft wandern, am Strand liegen) so eingeübt werden, dass es auf Abruf bereitsteht, z. B. wenn die rechte Hand an den Oberschenkel gelegt wird.

Wenn möglich, kann auch ein **Besuch oder Anruf von einer Vertrauensperson** unmittelbar vor oder nach dem Eingriff geplant werden.

Auf dieselbe Weise können Patienten auch befähigt werden, bestimmte Arztbesuche besser auszuhalten.

## 8.7   Es gibt Hoffnung auf eine humanere Medizin

Im Klinik-Codex (Deutsche Gesellschaft für Innere Medizin 2017) heißt es wörtlich: „Wir werden unsere ärztliche Heilkunst ausüben, ohne uns vom wirtschaftlichen Druck, finanziellen Anreizsystemen oder ökonomischen Drohungen dazu bewegen zu lassen, uns von unserer Berufsethik und den Geboten der Menschlichkeit abzuwenden."

**Heile dein Krankenhaus** In einem Buch mit dem bezeichnenden Titel „Heal your hospital" (Heile dein Krankenhaus) legen Medizinstudierende (Interdisziplinäres Autorenteam Witten 2016) ihre Ausführungen zu zwei zentralen Fragen vor: „Wie sähe ein Gesundheitssystem aus, in dem der

Patient im Mittelpunkt steht?" Und: „Wie können die Beschäftigten die Selbstheilungskräfte effektiver stärken?"

Die Zentrierung auf die Patientin oder den Patienten heißt Not, Sehnsucht, Hoffnung, mitmenschliche Verbundenheit wahrnehmen und die Wahrnehmung zurückmelden durch ein gutes Wort, eine einfühlsame Geste, eine taktvolle Berührung.

**Genfer Gelöbnis** Die Neufassung des Genfer Gelöbnisses der Ärzte (Weltärztebund 2017) ist die zeitgemäße Fassung des hippokratischen Eides für „den Dienst der Menschlichkeit". Neben den „obersten Anliegen" – „Gesundheit" und „Wohlergehen" der Patienten – sei „die Autonomie und die Würde" der Patienten zu „respektieren". Erstmals wird darauf hingewiesen, dass Ärztinnen und Ärzte auch Verantwortung tragen für „die eigene Gesundheit", das eigene „Wohlergehen" und die eigenen „Fähigkeiten", um „eine Behandlung auf höchstem Niveau leisten zu können".

## 4 M

Die verdichtete Formel **„Man muss Menschen mögen"** („4 M") gilt für all jene Menschen, die ein warmherziges Mitgefühl für andere entwickeln können. Im ärztlichen und pflegerischen Bereich kann die Grundeinstellung für Mitmenschlichkeit aus dieser Formel Kraft schöpfen. Die oft schwere Arbeit im professionellen Hilfedienst kann durch das innere Bedürfnis, „nach 4 M" zu handeln, sinnreicher und oft beglückender werden, trotz aller Zwänge und Widrigkeiten des Systems. Das hilft dann auch direkt den Patienten, denn zufriedene Helfer sind die besseren Helfer.

## Zusammenfassung

Es gibt kaum einen anderen Lebenszustand, bei dem Hoffen eine so große Rolle spielt wie beim Zustand des Krankseins. Je nach Art und Schweregrad des Krankheitsbildes ist professionelle Hilfe gefordert. Die kommt in der Regel vom Medizinsystem, das damit zum wichtigsten System wird, das zu unserem Hoffen auf Genesung beiträgt. Sucht man ein Beispiel für kulturelle Entwicklung, dann ist es das Krankenhaus, das nicht nur ein wesentlicher Bestandteil unserer Kultur, sondern auch ein Spiegel des sozialen Empfindens und Verhaltens in der Gesellschaft ist. Dasselbe gilt für Arztpraxen. Moderne Medizin eröffnet Heilungschancen, die man früher nicht für möglich gehalten hätte; zudem steht uns in Deutschland eines der besten medizinischen

Versorgungssysteme der Welt zur Verfügung. Doch Krankenhäuser und Arztpraxen werden zunehmend nach ökonomischen Gesichtspunkten geführt, weniger nach ethischen. Insbesondere wird die Verarmung an mitmenschlicher Zuwendung beklagt. Patienten müssen daher ermächtigt werden, die Errungenschaften der modernen Medizin zu nutzen, sich zugleich vor den Folgen deprimierender Kommunikationsdefizite zu schützen und Verletzungen durch das System zu mildern. Salutogenese bedeutet, die Selbstheilungskräfte zu unterstützen. Die Einbeziehung „weicher" Daten, d. h., wie sich der kranke Mensch fühlt, wie er hofft, erhebt die Medizin in den Stand der Heilkunst.

## Literatur

Antonovsky A (1984) A call for a new question – salutogenesis – and a proposed answer – the sense of coherence. J Prev Psychiatry 1:1–13

Committee on Quality of Health Care in America (2001) Crossing the quality chasm. A new health system for the 21st century. National Academies Press, Washington, DC. https://www.ncbi.nlm.nih.gov/books/NBK222274/. Zugegriffen am 27.04.2020

Engel GL (1967) A psychological setting of somatic disease: the ‚giving up-given up' complex. Proc R Soc Med 60:553–555

Engel GL (1977) The need for a new medical model: a challenge for biomedicine. Science 196:129–136

Gesellschaft für Innere Medizin e.V (2017) Ökonomisierung in der Medizin. Dtsch Ärzteblatt 49:2338–2340

Hüllemann KD (2013) Patientengespräche besser gestalten. Gebrauchsanweisungen für helfende Kommunikation. Carl Auer, Heidelberg

Interdisziplinäres Autorenteam Witten (Hrsg) (2016) Heal your hospital. Studenten für neue Wege der Gesundheitsversorgung. Mabuse, Frankfurt am Main

Krehl L (1932) Entstehung, Erkennung und Behandlung innerer Krankheiten. Bd 1: Die Entstehung innerer Krankheiten: Pathologische Physiologie, 14. Aufl. FCW Vogel, Berlin

Naegler H, Wehkamp KH (2018) Medizin zwischen Patientenwohl und Ökonomie. Medizinisch Wissenschaftliche Verlagsgesellschaft, Berlin

Rothhaas J (2019) Wir müssen reden. Süddeutsche Zeitung 82:53

Rumsfeld JS (2002) Health status and clinical practice. When will they meet? Circulation 106:5–7

Weltärztebund (2017) Deklaration von Genf. Neufassung. Deutsche Übersetzung. https://www.bundesaerztekammer.de/fileadmin/user_upload/downloads/pdf-Ordner/International/Deklaration_von_Genf_DE_2017.pdf. Zugegriffen am 27.04.2020

# 9

# Hoffen will Glück: Epikurs neuer Garten

In diesem Kapitel geht es darum, wie die Hoffnung, auf dieser Erde froh und glücklich zu leben, erfüllt werden kann. Ein alter Wunsch: 306 v. Chr. gründete Epikur die „Athener Schule des Gartens" für ein Leben, das dem Glück und dem Genuss körperlich-sinnlicher Freuden gewidmet war. Die Gemeinschaft der „Schule" gab Sicherheit und Muße, sich auf die Herstellung von Lust und Glück zu konzentrieren; heute würden wir sagen: gute Gesundheit selbst herzustellen. Als neueres Beispiel stellen wir ein Angebot der präventiven und rehabilitativen Kardiologie vor, welches einem zeitgemäßen Garten Epikurs entspricht: Die Teilnehmer lernen, wie man das, was man hofft, auch tut.

## 9.1  Handwerk Hoffen

Hoffen, dass … Hoffen, dass nicht … Der Ausgang ist ungewiss. Gibt es überhaupt Gewissheit beim Hoffen? Ich hoffe nicht, dass ich krank werde. Noch weniger hoffe ich, hoffnungslos unglücklich zu werden. Ich hoffe, dass ich einen **sicheren Ort** finde und **Geborgenheit** in einer Gemeinschaft. Und ich hoffe, jede Minute mit **Leichtigkeit** zu leben. Wer so hofft, muss dafür etwas tun, muss **ans Werk gehen**, dem Hoffen zuarbeiten. Wo kann man das Handwerk Hoffen lernen? Zum Beispiel bei den „Herzwochen Kreta". Die Teilnehmer lernen, wie sie (Herz-)Gesundheit und Lebensqualität **selbst ganzheitlich herstellen** können. Ich benenne derartige Einrichtungen nach dem griechischen Philosoph Epikur (341–271 v. Chr.), der 306 v. Chr. in seinem Athener Garten eine Schule für ein gesundes und glückliches Leben gründete.

© Springer-Verlag GmbH Deutschland, ein Teil von Springer Nature 2020
K.-D. Hüllemann, *Hoffen und die Lust zu leben*,
https://doi.org/10.1007/978-3-662-61407-5_9

## 9.2  Epikurs Garten: Glück aus eigener Herstellung

Nach Epikur soll der Mensch lernen, jede Minute seines Lebens mit Freude und Lust zu leben. Er soll lernen, sein Glück im Sinne einer gelungenen Lebensführung (griech. „eudaimonia") **selbst herzustellen.** Wenn sich Glück **spontan** einstellt, sei dankbar und würge es nicht durch eine überschießende Umarmung. Sei behutsam und leise, denn spontanes Glück ist scheu und zerbrechlich.

Epikurs Streben nach körperlich-sinnlichem Glück bedeutete nicht, ausufernden Leidenschaften zu frönen, wie Kritiker ihm vorwarfen. Ihm galt es schon als Lust und Glück, wenn die Teilnahme am Leben nicht durch Schmerzen oder Krankheit getrübt war. In seinem Garten gab es keine Völlerei und keine Saufgelage. Wein wurde nur manchmal gereicht. Die Lust am Leben wurde vom Gedankenaustausch im Gespräch gespeist. Das ist gleichzeitig ein Gesundheitstraining für das Gehirn – gegen Demenzentwicklung, gegen die Alzheimer-Erkrankung. Der schöne Garten bot **einen sicheren Ort.** Man erlebte die **Geborgenheit** in der Gemeinschaft – das galt auch für Frauen und Sklaven, was zu damaliger Zeit ansonsten undenkbar war. Die gesunde Ernährung, griechisch „diaita", wurde gepflegt.

**Diaita**

Im klassischen Griechenland war die gesunde Ernährung ein Teil der Lebensberatung. Ärzte-Philosophen berieten die Herrschenden in der Kunst der Lebensführung, der Diaita. Neben der Ernährung ging es um Sport und um den Rhythmus von Arbeit und Erholung. In den Schriften des bedeutenden griechischen Arztes Hippokrates, dem *Corpus Hippocraticum*, wird eine asketische Einstellung erkennbar, wenn es heißt: „Wir leben nicht, um zu essen, sondern wir essen, um zu leben." (Die lustvollere Einstellung der Chinesen zum Essen dreht in einem Sprichwort die hippokratische Ermahnung um in: „Wir essen nicht, um zu leben, sondern wir leben, um zu essen.")

Aus „diaita" wurde unser heutiges Wort „Diät", verarmt an Kunst und Kultur. Doch es gibt Hoffnung: Die sogenannte **Mittelmeer- oder mediterrane Ernährung** ist nicht nur „diätetisch" gesund; essen wie die Anrainer des Mittelmeers ist vielmehr Lebenskultur in Gesellschaft. **Gemeinsam mit anderen zu speisen** kann sich zu einem eigenständigen Wert entwickeln, der Lust und Freude hervorruft und über Nahrungsaufnahme und Geselligkeit hinausgeht. Das simultane Wahrnehmen gustatorischer, visueller, akustischer und zwischenmenschlicher Ereignisse, die im eigenen Erleben zusammenlaufen, schafft diesen **Eigenwert**. Er sollte nicht durch medizinische oder psychologische Erklärungen zerredet werden (s. Abschn. 5.4).

### Körperliche Aktivität

Es geht nicht darum, aus jedem Menschen einen Sportler zu machen. Es geht darum, den durch unsere technisierte Lebensform bedingten Bewegungsmangel auszugleichen und das **gesundheitlich notwendige Minimum an körperlicher Aktivität** zu erreichen. Als ich in Frankfurt am Main das Goethe-Gymnasium besuchte, fuhr ein einziger unserer Lehrer ein Auto, und nur ein einziger Schüler besaß einen Motorroller, eine Vespa. Krankenschwestern legten damals auf den langen Krankenhausgängen pro Arbeitsschicht 10 Kilometer zu Fuß zurück. Aufzüge gab es nur in wenigen Geschäftshäusern. An Rolltreppen in jener Zeit kann ich mich nicht erinnern.

Heute ergibt sich ein völlig anderes Bild: Noch nie in der Geschichte der Menschheit galt für so viele Menschen, dass Fortbewegung mit eigener Muskelkraft nur noch bedingt gebraucht wird, z. B. für den Gang zur Toilette und zur Garage. Größere Gehfähigkeit wird kaum benötigt. Für die körperliche Arbeit gilt Vergleichbares. Während vor 60 Jahren mehr als 20 Erntehelfer einen Tag lang mit der Sense Gras mähten, erledigt diese Arbeit heute eine einzige Person im Sitzen in einer Stunde mit der Mäheinrichtung am Traktor.

**Dekonditionierung durch Bewegungsmangel** Unser Haltungs- und Bewegungsapparat, unser Herz-Kreislauf-System, unser Stoffwechsel und auch unser Gehirn sind durch ihren jahrtausendealten biologischen Bau- und Funktionsplan auf körperliche Aktivität ausgelegt, um gesund und leistungsfähig zu bleiben. Körperliche Aktivität ist Muskelaktivität. Astronauten in der Schwerelosigkeit büßen enorm an Fitness ein. Sie absolvieren in der Raumstation ein regelmäßiges körperliches Training, und trotzdem können sie den Leistungsschwund nicht ganz kompensieren. So nimmt die Knochenmasse wegen des fehlenden Gravitationsreizes ab (individuell unterschiedlich stark).

Bei Bettlägerigkeit führt allein schon die horizontale Lage zu Knochenabbau, weshalb ältere Menschen nicht nur sitzen, sondern auch immer wieder eine Zeit lang aufrecht stehen sollten. Knochenabbau macht keine akuten Beschwerden, deutlicher spürbar ist jedoch der akute Schwindel nach Bettlägerigkeit. Die **Dekonditionierungsfolgen** einer zweiwöchigen Bettlägerigkeit wurden bei jungen Menschen (Durchschnittsalter 24 Jahre) überprüft — mit dem Ergebnis (Levine et al. 1997), dass das Blut- und Plasmavolumen abnahm. Diese Veränderungen waren schon 24 bis 48 Stunden nach **vermin-**

derter Gravitationsexposition und/oder **verminderter Orthostaseexposition** (d. h. Bettlägerigkeit) nachweisbar. Zwei Wochen Bettruhe führen zu einer kleineren und weniger dehnfähigen linken Herzkammer, und das Herzschlagvolumen ist unter orthostatischen Bedingungen (aufrechtes Stehen) exzessiv vermindert.

Wegen des notwendigen Schwerkraftreizes auf den aufrecht stehenden Organismus werden auch Querschnittsgelähmten Stehübungen verordnet. Dazu werden die Patienten an ein spezielles Stehbrett angeschnallt. Für nicht behinderte Menschen empfiehlt sich die Benutzung eines Stehpultes. Wer das Goethe-Haus in Weimar besucht, sieht in den Arbeitsräumen des Dichters viele Stehpultplatten an die Wände geschraubt. Goethes aufrechte Körperhaltung bis über das 80. Lebensjahr hinaus wird immer wieder erwähnt.

Im folgenden Abschnitt soll ein Programm vorgestellt werden, das ein neuer epikureischer Garten sein könnte: die **Kreta-Herzwochen**.

## 9.3 Die sechs Säulen für (Herz-)Gesundheit und mehr Lebensqualität

Die **Kreta-Herzwochen** zeigen, wie in einer freundlichen Umgebung wie der Gartenatmosphäre Kretas durch Vorträge und praktische Übungen Wissen über moderne Gesundheitspflege erworben werden kann. Eine Gruppe von Ärzten und anderen Fachkräften für Therapie und Beratung betreut die Gäste. Es kommen ehemalige Patienten, Menschen mit Gesundheitsrisiken und Menschen, die lernen wollen, wie sie ihre Gesundheit schützen können.

Initiiert und gestartet wurden diese Herzwochen vor 20 Jahren durch den Kardiologen Ulrich Hildebrandt (vgl. auch Hildebrandt 2011) in einem noch sehr ursprünglichen Dorf in den Bergen Westkretas. Die Inspiration zu diesem Projekt kam durch die Erkenntnis, dass die Menschen auf Kreta weltweit mit die höchste Lebenserwartung und kaum Herzerkrankungen hatten. Die Schwerpunkte dieses ganzheitlichen Programms sind in Abb. 9.1 visualisiert. Mit Ulrich Hildebrandt habe ich mehr als zwanzig Jahre vertrauensvoll zusammengearbeitet. Er war mein Stellvertreter in der Klinikleitung und wurde später Chefarzt der kardiologischen Abteilung.

Zu den ersten zwei Säulen in Abb. 9.1 (von links oben gegen den Uhrzeigersinn) sind die folgenden ergänzenden Anmerkungen hilfreich, für die Säulen 4 bis 6 (Wissen, „Innenpolitik" und „Außenpolitik") siehe auch die Ausführungen in Kap. 7.

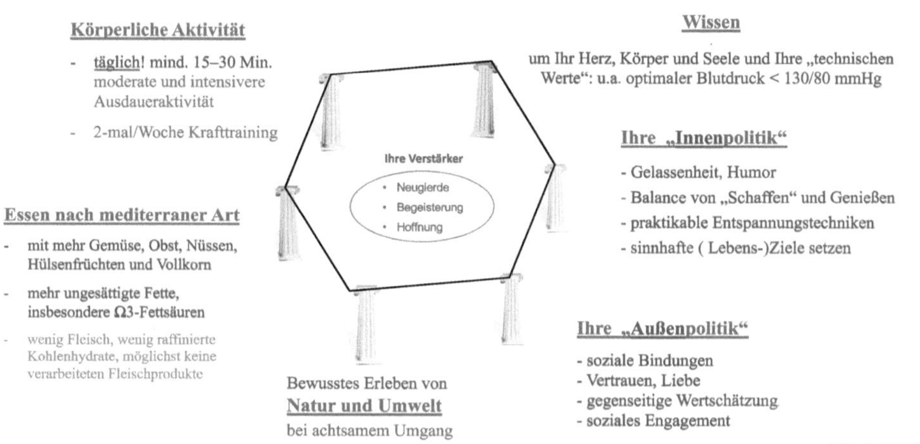



**Abb. 9.1**   Die sechs Säulen für (Herz-)Gesundheit und mehr Lebensqualität: Konzept der Kreta-Herzwochen als Beispiel für „Epikurs neuen Garten" (© U. Hildebrandt, mit freundlicher Genehmigung)

## Säule 1: Körperliche Aktivität

Gehen, Laufen, Wandern, Radfahren, Schwimmen, Treppensteigen zählen zu den Ausdaueraktivitäten, die als besonders gesund für den Kreislauf gelten. Die Intensität sollte nur so hoch sein, dass man ins Schwitzen kommt, aber sich noch unterhalten kann (bei Bewegung ist Reden Gold, weil man sich nur so stark belasten sollte, dass man noch über genug Luft zum Reden oder Pfeifen verfügt). Zu intensive längere Belastung kann das Herz schädigen. Die Gesamtbewegungsdauer pro Woche sollte zwischen zwei und fünf Stunden liegen, was bei einer Wochenendwanderung leicht zu schaffen ist. Rasenmähen, Fußweg zum Briefkasten und Treppensteigen zum Büro sind einzurechnen.

**5000 Schritte täglich**   Das ist eine Faustregel. Sie kann sich auf wissenschaftliche Untersuchungen an älteren Frauen stützen (Lee et al. 2019): Wer **täglich 4000 bis 5000 Schritte** geht, verringert seine allgemeine Sterblichkeit um bis zu 50 % gegenüber den Gehfaulen, die nur 3000 oder noch weniger Schritte am Tag zurücklegen. Je nach Schrittlänge werden bei 5000 Schritten zwischen 2 und 3 Kilometer zurückgelegt. Dazu braucht man ungefähr eine halbe Stunde.

## Säule 2: Mediterrane Küche

Mehrere wissenschaftliche Studien belegen, dass die Ernährungsgewohnheiten der Mittelmeeranrainer zu einem gesunden, langen Leben beitragen. Die ausgewogene und abgestimmte Zusammensetzung der Nahrungsbestandteile ist nicht nur für den Geschmack, sondern auch für ihre Wirkung auf die Gesundheit wichtig (Wüchner 2019). **Über die Ernährung hinaus** sind es die lebensfrohe Atmosphäre und die heitere Geselligkeit gemeinsamer Mahlzeiten, die der Gesundheit und Lebensqualität dienen – eine „neue" epikureisch-mediterrane Diaita.

**Ballaststoffe** Zum Thema Ballaststoffe wurde kürzlich die bislang größte Studie veröffentlicht (Reynolds et al. 2019). Ergebnis: Ein **hoher Ballaststoffkonsum (über 30 g pro Tag) verlängerte das Leben.** Die Gesamtsterberate war um 15 % reduziert. Die Verminderung der Todesrate betrug bei Herzkrankheit (Typ Herzinfarkt) 31 %, bei Schlaganfall 22 %. Die Erkrankungshäufigkeit wurde durch eine ballaststoffreiche Ernährung insgesamt um 24 % verringert, um 20 % für Herzinfarkte wie auch für Schlaganfälle, um 15 % für Diabetes. Außerdem traten 16 % weniger Darmtumoren auf, und 13 % weniger Personen starben an Darmkrebs. Leider liegt der Belaststoffgehalt der Nahrung bei den meisten Menschen deutlich unter 20 g/Tag. Viele Ballaststoffe enthalten: Vollkornprodukte, Hülsenfrüchte, mit der Schale verzehrtes Obst (Apfel, Birne, Pflaume, Aprikose), mit Schale gekochte Kartoffeln.

**Fasten** Präklinische und klinische Studien haben gezeigt, dass intermittierendes Fasten auf ein breites Spektrum von Erkrankungen und gesundheitlichen Beeinträchtigungen günstig wirkt: Übergewicht, Diabetes, Herz-Kreislauf-Krankheiten, Krebs und neurologische Störungen (de Cabo und Mattson 2019). **Fastenphasen** werden empfohlen, z. B. ein Fastentag pro Woche für die Dauer eines Monats. An diesem Tag sollte man ausreichend Flüssigkeit in Form von Wasser und Tees (keine Säfte oder Alkoholika) zu sich nehmen und auf moderate Muskelaktivität achten (Radfahren, leichtes Hanteltraining, Haus- und Gartenarbeit). Der Körper holt sich in dieser Zeit Energie aus den Speicherorten: bei Muskelaktivität aus den Fettspeichern (erwünscht), ohne genügend Muskelaktivität aus dem Muskeleiweiß (unerwünschte Muskelschwächung). Die gesundheitlich wünschenswerten Effekte des Fastens lassen sich **ohne Hungergefühl** erreichen, wenn folgende Regel eingehalten wird: Mahlzeiten nur innerhalb eines Zeitraums von acht Stunden einnehmen (z. B. um 10, 14 und 18 Uhr), anschließend 16 Stunden fasten (im Beispiel also von 18 Uhr bis 10 Uhr am nächsten Morgen). Bei dieser Zeiteinteilung fällt der größte Teil der Fastenzeit in die Schlafphase. Als Nebeneffekt wird die Schlafqualität verbessert, weil der Körper keine Verdauungsarbeit leisten muss.

**Säule 6: Wissen**
Gemeint ist medizinisches Fachwissen. Wenn sich bei einer ärztlichen Untersuchung Abweichungen von Werten ergeben, die auf eine Beeinträchtigung der Gesundheit hinweisen, sollte man sich nach fachlicher Beratung damit vertraut machen, welche Bedeutung diesen Werten zukommt. Bei Störungen des Zuckerstoffwechsels – Diabetes – ist eine Schulung unbedingt notwendig. Diabetesschulung ist die beste Schulung, die von der Medizin angeboten werden kann.

**Blutdruck** Ein Messwert von 130/80 mmHg, gemessen unter Ruhebedingungen, ist der gesundheitlich erwünschte Wert für die meisten Menschen. Mit Überschreiten des oberen Zielwerts von 140 mmHg beginnt für die Altersgruppen zwischen 18 und 64 Jahren die Behandlung (Änderung der Lebensgewohnheiten, z. B. Mittelmeerernährung, vermehrte körperliche Aktivität, evtl. auch schon Medikamente). Ältere Menschen brauchen zum Teil einen etwas höheren Blutdruck, um die „oberen Wiesen" des Gehirns ausreichend zu „bewässern". So gelten in Europa die Empfehlungen zur Behandlung von 65- bis 79-Jährigen erst ab einem Wert von 150 mmHg, bei über 80-Jährigen ab 160 mmHg. Wenn jedoch ein niedrigerer Wert ohne Nebenwirkungen toleriert wird, gilt auch für Ältere ein Wert unterhalb 140 mmHg als erstrebenswert, sollte jedoch **behutsam** erreicht werden.

## 9.4   Warmherzigkeit und Stimmungskälte

Im ursprünglichen Garten des Epikur in Athen war es angenehm warm. Auch im neuen „Garten" auf Kreta spüren die Teilnehmer die wohltuende Wärme, welche die Warmherzigkeit untereinander fördert. **In warmherziger Atmosphäre schaffen Informationen Vertrauen, Sicherheit und Hoffnung**, wohingegen eine eiskalte Stimmung Angst, Misstrauen und Hoffnungslosigkeit erzeugt. Schon der erste Eindruck, den wir von einem Menschen gewinnen, bestimmt, ob wir mit ihm **warm werden** können. Wir reflektieren das in der Regel nicht. Sind wir einmal mit jemandem warm geworden, urteilen wir milder und werden entgegenkommender. Ein warmes Klima unterstützt therapeutische Interventionen. **Ärzte, die menschliche Wärme ausstrahlen, heilen besser.** Ein angenehmes Klima kann auch mit einfachen Mitteln erzeugt werden. So gehe ich ohne Scheu zu meinem Zahnarzt, weil dort immer ein warmer Tee gereicht wird. Ein eiskaltes Erfrischungsgetränk würde den Schmerz in Erinnerung bringen. Anstelle des warmen Teebechers kann man dem Gast ein feuchtwarmes Tuch anbieten, wie am frühen Morgen im Flugzeug nach einem Nachtflug. Es ist für Patienten und Besucher auch nicht gleichgültig, ob ihnen ein Stuhl mit kalten, schmalen Metallarmlehnen angeboten wird, oder ob die Arme auf warmen und breiten Holz- oder Textilauflagen ruhen können.

## 9.5   Hoffen als Wagnis zum Glück

Leben wie in Epikurs Garten, Beachtung von Diaita, körperlicher Aktivität und anderen Lebensregeln geben eine Gebrauchsanweisung, um **Glück selbst herzustellen**. Manche tun sich dabei schwer. Sie mögen auf regelmäßigen Schweinsbraten und Bier nicht verzichten. Auch ist es ihnen zu mühsam, sich aus dem Sessel zu erheben, um täglich 5000 Schritte zu gehen, ihre Muskelkraft zu trainieren und die Bänder zu dehnen. Andere trauen sich nicht, die immer gleichen Rundwege ihrer Gewohnheit zu verlassen. Es gehört frischer **Mut** dazu, Verantwortung für die eigene Gesundheit und das eigene Glück zu übernehmen.

**Wage es, glücklich zu sein** Aude felix esse! Habe den Mut zu einer gesunden Lebensführung; wage das eigene Glück zu schmieden, erwirb Geborgenheit, Sicherheit und Vertrauen, steuere das Leben mit Leichtigkeit. So kann's gelingen mit dem Erdenleben. Der griechische Lyriker **Pindar** (517–438) empfahl schon hundert Jahre vor Epikur, sich auf die Minuten des Erdenlebens auszurichten: „Liebe Seele, trachte nicht nach dem ewigen Leben, sondern schöpfe das Mögliche aus" (Mezger 1880).

**Goethes praktischer Rat**
Goethes Gedicht „Hoffnung" beginnt mit einem Aufruf zum Anpacken: „Schaff" (Goethe 1827, S. 103) und verkündet die alte Weisheit vom **Tun, Tun, Tun,** von der so viele Geschichten erzählen.

Meine Fantasie wurde durch Goethes Gedicht zu folgenden Bildern angeregt: Ich sehe einen Gärtner im alten China des Laotse, der das Laub von den Wegen des Parks wegzaubern kann. Ein Spaziergänger kommt vorbei und beobachtet, wie sich der Gärtner mit einem Besen den belaubten Wegen nähert. Aus Mitgefühl fragt er ihn: „Sie armer Mann, da werden Sie kaum wissen, wo Sie mit der vielen Arbeit anfangen sollen." Der Gärtner antwortet mit einem Lächeln: „Ich kann zaubern. Ich bewege den Besen von links nach rechts, und das Laub bewegt sich mit ihm. Und so bewege ich den Besen immer von links nach rechts. Wenn Sie in einigen Stunden wiederkommen, wird das Laub von allen Wegen weggezaubert sein." Der Gärtner packt seinen Besen und fängt an zu kehren. Sicher hat er schon häufig das „gute Gefühl" nach getaner Arbeit gehabt: „Ich habe etwas geschafft." Ihm scheint es zu gelingen, beim Laubkehren glücklich zu sein. Man kann den Gärtner einen glücklichen Menschen nennen – einen kleinen „glücklichen Sisyphos" (s. Kap. 10).

Der Dichter selbst, der die Arbeiten, die er begann, immer abschloss, und das erfolgreich, hatte sicher das gute Gefühl, das **hohe Glück nach getaner Arbeit** genießen können: „Schaff, das Tagwerk meiner Hände/Hohes Glück, daß ich's vollende."

## 9.6    Hoffen als Handlung und als Haltung

**Handlung**

Wer auf ein gutes, glückliches Leben hofft, muss so handeln, dass seine biologischen Voraussetzungen gut „gewartet" werden. Wir verfügen heute über wissenschaftliche Erkenntnisse, wie eine gesunde Ernährung auszusehen hat, wie körperliche Aktivität effektiv, also mit maximalem Gewinn und minimalem Risiko, gestaltet wird. Das ist Arbeit, die aber lustvoll dekoriert und ergänzt werden kann: Ein schönes, liebevoll zubereitetes Mahl mit buntem Blumenschmuck kann neben dem gustatorischen Genuss auch eine Augenweide sein. Wer im schicken Raddress mit einem gefederten Mountainbike durch das Bergener Moos am Chiemsee fährt, wenn die blauen Lilien blühen, spürt kaum die körperliche Anstrengung; er sieht den Frühling und atmet ihn ein. Das Beispiel von Epikurs neuem Garten zeigt, dass Hoffen eine biologisch nützliche, aber auch eine lebensfrohe Handlung ist.

**Haltung**

Wie steht es mit Hoffen als Haltung? Haltung lässt sich nicht mit harten biologischen Daten begründen. Haltung entsteht aus einem **Entschluss** zu etwas, das wir für wertvoll halten und mit dem wir uns selbst einen Wert geben – unsere Kultur. Sie ist nicht von Anfang an da gewesen, sie ist etwas Gewordenes im geschichtlichen Raum. Der erste Präsident der Bundesrepublik Deutschland, Theodor Heuss, nannte drei Hügel, auf die sich unsere abendländische Kultur gründet: Golgatha bei Jerusalem (Christentum), die Akropolis in Athen (griechische Philosophie) und das Kapitol in Rom (römisches Recht). Auf dieser Hügelkette wächst auch unsere Wahrheit von Hoffen und Glück.

**Kapitol: das „Gesetz" vom Glück**  Gesetze sind Wegweiser, die Orientierung und Sicherheit geben. Wenn wir Gesetzgeber wären – das sind wir natürlich nicht – würden wir fordern: Felix esse aude! Wage es, glücklich zu sein, **schmiede dein Glück selbst.** Kant hatte festgelegt: „Sapere aude" – Habe den Mut, dich deines eigenen Verstandes zu bedienen. Der Verstand ist ein Teil des Menschen. Diesem Teil kann man weder auf die Schulter klopfen, noch kann man ihn an den Ohren ziehen oder ihn umarmen; er hat ja keinen Körper. Im Gegensatz zum Verstand durchdringt das Glück jedoch **das Ganze des Menschen**; es dringt ins Fleisch.

**Akropolis: die Philosophie zur Herstellung von Glück**  Karl Jaspers nannte die Zeit zwischen 800 und 200 v. Chr., als durch die Philosophen (und auch durch die Propheten und Religionsstifter) die geistigen Grundlagen der Menschheit gelegt wurden, die **„Achsenzeit"**. Wir besitzen keine Zeugnisse aus noch früherer Zeit, wissen also nicht wirklich, ob die Menschen sich schon damals grundsätzliche Gedanken machten (vielleicht ist es die Arroganz des Homo sapiens, die Menschen der Vorzeit als „geistig noch nicht erwacht" abzutun). Mit dem Bezug zur griechischen Philosophie, zu Epikur, Pindar und Hippokrates möchte ich mein Werben unterstützen, sich für die **Haltung Hoffnung** zu entscheiden.

**Golgatha: mehr als die Behandlung von Krankheit**  Die Haltung Hoffen mit Bezug zu Philosophie, Gesetz und Kultur kann missverstanden werden als Privileg der Wissenden und Weisen, der Einflussreichen und Mächtigen. Da mahnt Golgatha Bescheidenheit an. Die Haltung Hoffen gibt uns Wert durch die Kultur; der weit größere Wert liegt jedoch in der liebevollen **Zuwendung zu Menschen, die keine Hoffnung mehr haben.** Für sie können wir wie Nietzsches Regenbogen sein, der den in die Tiefe stürzenden Bach des Lebens überbrückt (s. Kap. 2). Wir können Kranken das Kopfkissen aufschütteln, das Fenster öffnen, etwas zu trinken reichen, die Hand halten.

## Zusammenfassung

Hoffen will Glück. Glück wollte auch Epikur von Samos; ihm ging es um das selbst hergestellte Glück („eudaimonia"). 306 v. Chr. gründete er in seinem Athener Garten eine Schule und lehrte dort die körperlich-sinnliche Lust als

Lebensziel – wahres Glück, keine Orgien oder Völlereien, nach denen man sich schlecht fühlt, sondern ein maßvolles, einfaches Leben, verbunden mit der Fähigkeit, schon die Abwesenheit von Schmerzen und Krankheit als Glück zu genießen. Was bei Epikur „Lust" und „Glück" hieß, nennen wir heute nüchterner und konkreter „biopsychosoziale Gesundheit". Wie man lernen kann, die eigene Gesundheit selbst herzustellen, zeigt eine Initiative der präventiven Kardiologie: „Epikurs neuer Garten". Wenn sich Glück spontan einstellt, sollte man es nicht durch überschießende Umarmung erwürgen, denn spontanes Glück ist zerbrechlich und scheu. Hoffen dient beiderlei Glück: Beim hergestellten Glück ist Hoffen das Handwerk. Beim spontanen, dem freundlichen Schicksal geschuldeten Glück ist Hoffen der frohe Gastgeber, der auf Besuch vorbereitet ist („Das Glück bevorzugt den, der vorbereitet ist", sagte Louis Pasteur). Der größte Wert der Haltung Hoffnung liegt in der liebevollen Zuwendung zu Menschen, die keine Hoffnung mehr haben.

## Literatur

Cabo de R, Mattson MP (2019) Effects of intermittent fasting on health, aging, and disease. N Engl J Med 381:2541–2551

Goethe JW (1827) Werke (vollst. Ausg. letzter Hand), Bd 1. Cotta, Stuttgart/Tübingen

Hildebrandt U (2011) Cholesterin & Co – Fünf Säulen für ein gesundes Herz. Hirzel, Stuttgart

Lee IM et al (2019) Association of step volume and intensity with all-cause mortality in older woman. Jama Intern Med. https://doi.org/10.1001/jamainternmed.2019.0899

Levine BD, Zuckerman JH, Pawelcyk JA (1997) Cardiac atrophy after bed-rest deconditioning. Circulation 96:517–525

Mezger F (1880) Pindars Siegeslieder. Teubner, Leipzig

Reynolds A, Mann J et al (2019) Carbohydrate quality and human health: a series of systematic reviews and meta-analyses. Lancet 393:434–445

Wüchner G (2019) Mediterrane Küche: Genuss und Chance für Ihr Herz, 15. Aufl. Deutsche Herzstiftung, Frankfurt am Main

# 10

# Sisyphos oder Die Arbeit für die Lust zu leben

In diesem Kapitel erfahren wir: Hoffen ist nicht nur Arbeit für eine gegebene Zeitspanne; die Arbeit „Hoffen und Üben" hört niemals auf. Es gilt das Naturgesetz: Der menschliche Organismus muss in Übung bleiben; Nichtgebrauch führt zu Schwund – „use it or lose it". Sisyphos erfüllt das menschliche Naturgesetz. In vorwissenschaftlicher Zeit wurde das Gesetz als gottgewollt gedeutet, und das Leid mühevoller Arbeit diente zur Mahnung, Gott wohlgefällig zu sein. Es entstand ein Mythos. Wissenschaft befreite uns aus diesem Kerker. Jetzt können wir mit Verstand frei auswählen, welche der erforschten Grundlagen für dieses Üben in unseren Lebensbereichen zu unseren Neigungen passen. Der französische Schriftsteller und Philosoph Camus wurde glücklich, als er Sisyphos als glücklichen Menschen schuf.

## 10.1 Es ist ein Kreuz mit dem Kreuz

Eins, zwei, drei … zwanzig. Dreißig Sekunden Pause. Eins, zwei, drei … zwanzig. Dreißig Sekunden Pause. Dritter Satz der Übung am Butterfly-Gerät: eins, zwei, drei … zwanzig. Wechsel zum Butterfly-Reverse-Gerät. Eins, zwei … und so weiter und so weiter.

Montags und donnerstags trainiere ich im Rehabilitationszentrum für meinen Muskelaufbau. Seit über drei Jahren. Ich habe jetzt nachts keine Kreuzschmerzen mehr. Tagsüber zieht es manchmal noch leicht im Rücken, aber ich kann wieder ohne Beschwerden Bergwanderungen unternehmen, Rad fahren und Ski fahren. Auch nach längerem Sitzen vorm Computer oder beim Klavierspielen schmerzt mein Nacken kaum noch.

© Springer-Verlag GmbH Deutschland, ein Teil von Springer Nature 2020
K.-D. Hüllemann, *Hoffen und die Lust zu leben*,
https://doi.org/10.1007/978-3-662-61407-5_10

Während meines ganzen Lebens hatte ich immer wieder unter mehr oder minder starken Rückenschmerzen zu leiden, wurde deswegen sogar ein paar Monate vom Schulsport befreit. Zwei- bis dreimal im Jahr fuhr mir ein Hexenschuss ins Kreuz. Meine Wirbelsäule ist nicht gerade. Wenn man von hinten auf sie blickt, sieht man, wie die Vorwölbungen der Dornfortsätze, die von den Wirbelkörpern nach außen zeigen, in einer leicht S-förmigen Linie liegen. Der medizinische Fachbegriff dafür heißt Skoliose. Die sichtbare Folge ist ein leichter Schiefstand der Schultern; meine rechte Schulter „hängt" etwas herunter. Als Kind musste ich deshalb eine Übung namens „Klapp'sches Kriechen" ausführen: Man rutscht auf den Knien und streckt den Arm der Schulter, die tiefer steht, aktiv aus, bei mir also den rechten Arm. Das hat allerdings nicht viel gebracht. Eine Fehlstellung und Fehlhaltung des Bewegungsapparates bedarf meist lebenslang eines korrigierenden Übens.

Vor knapp vier Jahren traten zusätzlich Lähmungserscheinungen auf – eine Fußheberschwäche rechts. Der rechte Fußrand konnte nicht mehr angehoben werden und schleifte deshalb beim Gehen auf dem Boden. Jetzt musste schnell etwas unternommen werden, denn wenn eine solche Lähmung nicht in kurzer Zeit behoben werden kann, wird der Nerv so sehr geschädigt, dass er sich nicht mehr erholt. Die Lähmung ist dann irreversibel. Mit dem bildgebenden Verfahren der Magnetresonanztomografie (MRT) ließ ich die Wirbelsäule darstellen. Beim ersten Blick auf die MRT-Bilder bekam ich einen Schreck. Da war so viel kaputt. Ich sah mich schon im Rollstuhl sitzen. Wenige Tage später wurde ich an einer Verengung des Wirbelsäulenkanals, einer Spinalstenose, operiert. Es konnten nur die „schwierigsten Baustellen versorgt werden", wie der Operateur sagte. Nach dem chirurgischen Eingriff gab es einige Komplikationen, die überwunden wurden. Im ersten halben Jahr musste ich noch heftige Schmerzen aushalten. Manchmal dachte ich, die Operation habe nichts genützt und man müsse nachoperieren.

Ich hatte schon früh damit angefangen, den Muskelaufbau „am Gerät" (wie es in der Fachsprache heißt) in einem Rehabilitationszentrum zu trainieren. Allmählich ließen die Schmerzen nach. Mir war klar, dass nur kräftige und gut funktionierende Muskeln meine Wirbelsäule stabilisieren können.

### Ich muss Sisyphos werden

Ich wusste, ich muss ein Muskelkorsett aufbauen, d. h. zweimal in der Woche die einzelnen Muskelgruppen immer wieder trainieren, **üben, üben, üben,** und das **lebenslang.** Ich muss Sisyphos werden!

Sisyphos, eine Gestalt aus der griechischen Mythologie, war ein kluger und listiger Königssohn, der die Götter überlistete und immer wieder seiner Strafe entkam, bis Thanatos, der Gott des Todes, ihn höchstpersönlich in die Unterwelt verschleppte. Dort wurde er dazu verurteilt, bis in alle Ewigkeit einen Felsblock den Berg hinaufzurollen. Kurz vor Erreichen des Gipfels entglitt ihm der Stein jedes Mal und rollte den Berg wieder hinunter.

Im Sisyphos-Mythos steckt eine „Muskelweisheit": Der Muskel lebt, so lange er bewegt wird. Bei Bewegungsmangel schmilzt er wie Butter an der Sonne. Auch ein gutes Muskelpolster ist kein Bankguthaben; es trägt keine Zinsen. **Sisyphos erfüllte ein grundlegendes biologisches Gesetz der Muskelphysiologie:** Er trainierte die **Kraftausdauer** seines Körpers. Er wusste nicht, dass die Anstrengung Sinn macht, dass sie notwendig ist, um seinen Körper gesund und leistungsfähig zu erhalten. Auch konnte er noch nicht ahnen, dass man seinen Körper eines Tages dank medizinischer Forschungsergebnisse wesentlich **effektiver** würde trainieren können, mit viel größerem Gewinn und mit weniger Schinderei.

In den frühen Tagen, als man den (physiologischen) Sinn dieser knochenharten Muskelarbeit noch nicht erforscht hatte, erfand der naive Mensch eine Geschichte (griech. „mythos"), um sein erklärungshungriges Gehirn zu „füttern". Ein Mythos ist „die religiöse Darstellung von Vorgängen aus Natur- und Welterleben unter dem Bilde menschlichen Tuns und Leidens" (Kirchner und Michaelis 1907, S. 379).

Wissenschaftliche Erkenntnis hat uns weitgehend **befreit vom Leiden im Tun**, wenn wir unseren Körper aktiv üben, um die Gesundheit zu unterstützen und Freude an der eigenen Fitness zu erleben. Wir können **effektiv** üben, indem wir aus der Vielzahl **geeigneter Übungen** diejenigen aussuchen, die zu uns passen, und sie so **dosieren**, dass ein maximaler Gewinn erreicht wird – bei minimalem Aufwand und nahezu keinem Verletzungsrisiko. Wir müssen nicht mehr leiden bei diesem Tun, aber wir müssen uns **überwinden, den ersten Schritt zu tun.** Nichts geht ganz ohne Anstrengung.

Wenn ich das Gewicht in den Kraftmaschinen des Rehabilitationszentrums hinaufziehe, es wieder absenke und wieder hinaufziehe, ist mein Krafttraining, obwohl ähnlich stumpfsinnig wie Sisyphosarbeit, doch wesentlich **gezielter** und **gesteuerter** als Sisyphos' Schufterei mit dem Stein. Rehabilitatives Widerstands- oder Krafttraining ist wissenschaftlich indiziert, notwendig, (letztlich) freiwillig und vor allem sinnvoll. Es richtet nicht nur die Wirbelsäule auf; auch die Stimmung wird besser, freundlicher und zugewandter, heiter.

Heiterkeit scheint so gar nicht zum westlichen Mythos „unseres" Sisyphos zu passen, der die **Last des Lebens** schleppen muss wie ein braver Christ – du musst entbehren, musst entbehren! Schauen wir in den Osten, nach Indien.

**Der lustige indische Sisyphos**

Nach einer altindischen Legende wälzte Naranath Bhranthan einen riesigen Stein **freiwillig** einen hohen Berg hinauf, jedoch nur, um sich anschließend am Zurückrollen des Steines unbändig zu **freuen**. Der nach ihm benannte Berg Naranathnu Bhranthan Mala im südindischen Bundesstaat Kerala wird alljährlich Mitte Oktober von zahlreichen Pilgern besucht. Es ist die **Bewertung der Tätigkeit**, die einen **Sinn** ergibt, hier: unbändige Freude, wenn der Stein ins Tal poltert.

**Den Körper erleben: Muskeln achtsam trainieren**

Muskeltraining macht für mich Sinn, weil es meinen schwachen Rücken stärkt. DasTraining kann als angenehm und interessant erlebt werden, wenn man sich ganz auf den eigenen Körper und seine Bewegungen konzentriert, wenn man **bewusst** Körpererfahrung sammelt.

Es ist wohltuend, in jeder Sekunde ganz nah bei seinem Körper zu sein und sich an seinen Bewegungen zu freuen. Den Körper zu üben ist ein Prinzip des Lebendigen.

Sinnentfremdete Arbeit hingegen kann nicht nur zur Last werden, sondern auch Krankheitsentwicklungen begünstigen – wie beim „Sisyphos-Syndrom".

## 10.2  Die Krankheit „Sisyphos-Syndrom"

„Das ist eine Sisyphosarbeit" – mit dieser Redewendung bezeichnen wir eine Tätigkeit oder Aufgabe, bei der man sich schinden muss, kaum vorankommt und nie einen Abschluss findet. Das Gefühl, sich abzumühen wie Sisyphos, macht manche Menschen krank. Nach der klinischen Erfahrung scheint es nicht die Schwere der Arbeit zu sein, die krank macht, sondern das Erlebnis von Sinn- und Aussichtslosigkeit. Man ist auf dem Berg angekommen, man hat das Ziel erreicht, das Examen bestanden, den begehrten Posten in der Firma erreicht, und dann ist auf einmal innerlich alles leer. Erwachsene schrumpfen zu hilflosen Kindern, Tränen fließen. Diesen pathologischen Zustand nenne ich Sisyphos-Syndrom.

Das Beschwerdebild ist gekennzeichnet durch Müdigkeit. Klare Sicht wird unmöglich, wie bei Bodennebel auf Feldern, Wegen und Straßen. Die Konturen sind verwaschen. Die Müdigkeit kriecht die Stufen hinauf, vom **Körperermüden** über das **Stimmungsermüden** bis zum **Sinnermüden**. Nicht nur die normale Arbeit wird als dumpfes Hamsterrad empfunden, auch der Glanz von Zielen, die mit großem Einsatz erreicht wurden, erscheint herabgedimmt zu einer grauen Leere.

### Wenn der Sinn verlorengeht: Tränen nach dem Staatsexamen

Eine solche Situation konnte ich das erste Mal bei der Feier unserer Prüfungsgruppe nach dem medizinischen Staatsexamen beobachten. Wir hatten ein Grillfest auf der Strahlenburg bei den Steinbrüchen an der Bergstraße hinter Heidelberg ausgerichtet. Jack, ein kräftiger Bursche mit rötlichem Bürstenhaarschnitt, war einmal Vorsitzender der Studentenvertretung (ASTA) gewesen. Jetzt saß er abseits vom Feuer auf einem Stein und weinte. Sein Schluchzen schüttelte den ganzen massigen Körper. „Jack, was ist denn?", fragte ich besorgt. Er schaute nicht auf und stammelte nur: „Es ist alles so sinnlos. Examen vorbei. Leer." Dreizehn Jahre Schule und sechs Jahre Studium, das war wie die Eisenbahnfahrt auf festen Gleisen. Da gibt es keine Abweichung, bis das Ziel erreicht ist. Dort angekommen, sind alle Wege neu; jetzt gibt es keine vorgegebenen Gleise mehr. Die Ahnung, dass irgendwie alles wieder von vorn anfängt, dass die Leichtigkeit fröhlichen Ausruhens nicht dauert und dass vor allem kein Ziel wieder so eindeutig und klar sein wird wie das des medizinischen Staatsexamens, hatte den starken Jack geknickt wie einen Blumenstängel.

### Der Knick nach Erreichen des Ziels

Später habe ich dieses Knickphänomen häufiger gesehen. Es trat bei den Betroffenen bevorzugt dann auf, wenn sie **alles** erreicht hatten, was sie sich so sehnlich gewünscht hatten: wenn sie die Meisterprüfung abgelegt hatten, wenn sie den Direktorenposten erhielten, wenn sie zu Professoren ernannt wurden, wenn sie zu Geschäftsführern aufstiegen. Sie hatten sich auf die Plattform hinaufgearbeitet. Die Plattform war groß und auf dem Weg weithin sichtbar gewesen, ein eindeutiges Ziel. Man konnte sich nicht verlaufen, man sah ja von überall das große Ziel.

Um das Gefühl zu verstehen, das manche Menschen bedrückt, wenn sie auf ihrer angestrebten Plattform stehen, erinnere ich mich an ein Trekking in Mustang im Himalaja: Wenn man die Hochebene zwischen 3000 und 4000 Metern über dem Meer erreicht hat, warten endlose Wege, über die man viele Stunden wandern muss, bis man das Tagesziel erreicht. Durch die trockene Luft ist es furchtbar staubig. Wir gehen zeitweise mit Mundschutz, der nimmt einem aber die in diesen extremen Höhen ohnehin knappe Luft. Gewaltig ragen die Achttausender auf, zum Greifen nah und doch unendlich fern, niemals werden wir einen Fuß an ihren Rand setzen. Die Berge, die wir nach Tagesmärschen erreichen, sind kleine Hügel gegen diese Schneeriesen. Der Beginn des ewigen Trekkings, das ist die Herausforderung, die auf den einsamen Menschen wartet, der den Fuß auf seine Plattform gesetzt hat.

### Prokura ohne Bodenhaftung

Mir wurde eine 52-jährige Patientin mit einer schweren Depression und erheblicher Suizidgefährdung zugewiesen. Die Beschwerden der einsatzfreudigen Frau hatten begonnen, als sie zur Prokuristin in einer größeren sozialen Einrichtung ernannt worden war. „Jetzt lobt mich niemand mehr", sagte sie. Sie verfügte über ausgewiesene Sachkompetenz, doch jetzt sah sie weder Bestätigung noch Sinn in ihrer neuen Aufgabe.

Sie stabilisierte sich in der Psychotherapie. Suizidale Gedanken traten nicht mehr auf. In ihren Beruf ist sie nicht wieder zurückgekehrt. Seit drei Jahren verdient sie sich ihren Lebensunterhalt als Haushaltshilfe bei verschiedenen Familien. Das ist sozial und finanziell weit unterhalb ihrer früheren Position, doch sie ist jetzt ausgeglichen und muntert mit ihrer herzhaften Fröhlichkeit die Menschen in ihrer Umgebung auf. Eine **passende Bodenständigkeit** wurde erreicht.

Bei vielen Menschen in leitenden Positionen, die wegen Beschwerden im Sinne des Sisyphos-Syndroms (z. B. Burnout) ärztliche Hilfe suchen, können Tätigkeiten, welche Bodenhaftung spürbar machen, Beschwerden mildern oder auch ganz überwinden helfen. Geeignet sind körperliche Aktivitäten wie Wandern, Radfahren, Gärtnern und andere Ausdaueraktivitäten. Wettkampfsportarten sind weniger gut geeignet, auch Tennis ist nicht so günstig. Golf schon. Entspannungstechniken wie Autogenes Training, Yoga und ähnliche Methoden werden von betroffenen Männern meist nicht gut angenommen. Frauen haben dazu einen besseren Zugang.

Die meisten Menschen in Leitungspositionen sind stabil genug, um auf Plattformen zu stehen, die Herausforderungen zu meistern und ein hinreichend ausgeglichenes Leben zu führen. Es kommt ja nicht nur auf die Schwere und Art der zu leistenden Arbeit an, sondern auch, ja in besonderem Maße auf die **innere Einstellung** dazu. Eine mühevolle Aufgabe kann stärkend und mit einem gewissen Glücksgefühl gemeistert werden und muss nicht zur Verzweiflung führen. So funktionierte z. B. ein Offizier eine „Sisyphos-Schikane" in ein Fitnesstraining um (s. unten).

## 10.3 Die List des Umfunktionierens: ein neuer Rahmen (Reframing)

Ich lernte den ehemaligen Offizier als rüstigen älteren Herrn kennen, dessen Lungenentzündung bei uns im Krankenhaus erfolgreich behandelt wurde. Ich saß auf dem Heizkörper am Fenster, er hatte sich's in seinem Bett bequem gemacht wie auf einer Chaiselongue. Er lächelte verschmitzt und begann seine Geschichte zu erzählen:

„Wir waren in französische Kriegsgefangenschaft geraten. Es war ein kleineres Camp mit Offizieren. Wir wurden nicht schikaniert. Die Essensrationen waren knapp. Zermürbend waren die Ungewissheit und das Nichtstun. In Schultern und Knien stellten sich Wehwehchen ein. An den Armen schlabberten die Muskeln. Ich war immer ein körperlich sehr aktiver Mensch und sportlich. Hinter der Schlafbaracke übte ich Liegestütze. Das hat wohl einen Wachhabenden provoziert. Meine Essensration wurde gekürzt.

Eines Tages übernahm ein neuer Lagerkommandant die Lagerleitung. Man sagte ihm böse Dinge nach, wenn es um deutsche Gefangene ging. Schon am nächsten Tag wurden wir mit einem Lastwagen zur „Zwangsarbeit" gefahren, wie meine Kameraden das humorvoll nannten. Der Laster stoppte bei einem großen Sandhaufen. Absteigen, Schaufeln nehmen und den Sand auf die andere Straßenseite schaufeln, das war der Befehl. Die Arbeit war nicht zu schwer; man hatte uns kleine Schaufeln gegeben. Trotzdem, wir waren kaputt, als der Abend kam, aber irgendwie auch besserer Stimmung. Die körperliche Arbeit in frischer Luft hatte uns gutgetan. Am nächsten Tag hieß es wieder aufsteigen auf den Lastwagen. Und wieder wurden wir zu unserem Sandhaufen gefahren. Der Befehl lautete, den Sand auf den alten Platz zurückzuschaufeln. „Plemplem", dachten wir, „was für eine Fehlplanung, keine ordentliche deutsche Planung." Am Abend machten wir uns noch über die Franzosen lustig. Das war der letzte lustige Abend unserer Gruppe.

Am nächsten Tag begann das gleiche Spiel von Neuem: Sand auf die andere Straßenseite schaufeln. Am nächsten Tag wieder. Und wieder und wieder … Die Kameraden merkten: Das ist Schikane. Für manche wurde es Folter. Und dann drehten die Ersten durch, warfen sich auf die Straße, schrien. Ich hatte dafür kein Verständnis. Das Schaufeln war für mich Training, Krafttraining. Als Kinder hatten wir bei uns im Ort kleine Säcke mit Sand gefüllt. Das waren unsere Hanteln. Sporthanteln aus Metall gab es ja während des Krieges nicht. Und in der Gefangenschaft habe ich eben mit „Schaufelhanteln" trainiert. Das gab Muckis und gute Stimmung." Er lachte zufrieden und ließ seinen Bizeps spielen.

## 10.4  König Sisyphos: listiger als der Fuchs, stärker als der Stier

Wer war der mächtigste Mann im alten Griechenland? Für viele war es Sisyphos, der König von Korinth, der listiger gewesen sein soll als der Fuchs und stärker als der Stier. Sisyphos hatte sogar einmal den Tod (Thanatos) überlistet. Er hatte ihn „ausgeschnapselt" und in Ketten gelegt. Aus der Unterwelt (Hades) war er trickreich in die Oberwelt zurückgekehrt. Das erzürnte Zeus.

Die Fortführung der griechischen Sage wird hier nun mit einer neuen, einer medizinisch-naturwissenschaftlich begründeten Denkart umgeschrieben: Zeus ist jetzt nicht mehr erzürnt darüber, dass Grundbedingungen des menschlichen Lebens wie Sterben und Nacht einen Sisyphos nicht daran hindern konnten, sein königliches Leben mit Festen und Vergnügen auszukosten. Zeus ist jetzt stolz auf diesen Menschen, und Zeus schenkt Sisyphos in Anerkennung seines klugen Durchhaltevermögens ein Fitnesszentrum – wie wir heute sagen würden – mit Trainingsplänen für Muskelaufbau, Kraftausdauer und Herz-Kreislauf-Training. In den bildlichen Darstellungen von Sisyphos können wir sehen, wie das **göttliche Geschenk des Körpertrainings** zu einem gesunden und leistungsbereiten „Body" geführt hat. Das damals revolutionäre Trainingskonzept des Zeus – der Marmorblock, der immer wieder auf den Berg geschoben werden musste, von dem er dann wieder ins Tal rollte – kann heute dank der sportmedizinischen und sportwissenschaftlichen Forschung präziser umgesetzt werden. So wurden **Krafttrainingsmaschinen** für die Fitnesszentren konstruiert und spezielle Sportschuhe für Jogging, Marathon oder Radfahren entworfen. Zeus fand Wohlgefallen an diesen modernen Entwicklungen, die ihn anregten, seine damalige, noch sehr vage Zeitvorgabe durch die Angabe konkreter Zahlen kalkulierbar zu machen: Sisyphos solle den Marmorblock nicht mehr bis in alle Ewigkeit rollen, sondern nur bis in die **„Ewigkeit" eines langen Lebens** von 80 bis 100 Jahren. Dann könne er wie andere aktive Menschen gesund und jung sterben, das aber so spät wie möglich.

### Die List des Humors: der Brandner Kaspar

Nach dem Vorbild des Sisyphos überlistet der Brandner Kaspar mit Schnaps und begnadeter Schlitzohrigkeit den „Boandlkramer" (den Tod). Seit über hundert Jahren begeistert das in oberbayrischer Mundart von Franz von Kobell verfasste Bühnenstück (Schauspiel und Opernfassung) die Bayern und die für kurze Zeit oder auf Dauer „Zuagroasten" (die Fremden). Der Sinn des Stückes ist nicht Unsterblichkeit, sondern **Humor.** Humor weitet die Lungen und strafft das Zwerchfell, lebt prall im Jetzt. In der dünnen Luft philosophischer Gipfelkraxeleien erstickt jeglicher Humor.

### Sisyphos, pessimistisch gedeutet

Die Mythologie des Sisyphos kann man auch **pessimistisch** lesen: Depressionsbeladen muss der Mensch die Last des Lebens tragen. Für den Alltag würde dann der sarkastische Spruch passen: „Es ist (fast) alles erlaubt; es darf nur keinen Spaß machen." Das ist anstrengend und verkrampft, macht die Brust eng – irgendwie hoffnungslos. Wie viel leichter und lockerer ist da **das**

**Spiel mit der Last des Steins**, das der oben erwähnte lustige indische Sisyphos aufführt.

## 10.5  Von Sisyphos lernen: Hoffen auf Gesundheit und langes Leben

Der Mythos des Sisyphos kann, wie wir gesehen haben, auf den menschlichen Körper übertragen werden. Ein biologisches Grundgesetz, das die normalen Abläufe und die Leistungsfähigkeit unserer körperlichen Funktionen, der Physiologie, regelt, heißt in einer pragmatischen englischen Formulierung: **„Use it or lose it."** Die körperlichen Funktionen müssen gebraucht, geübt werden. Nichtgebrauch führt zur Verkümmerung bis hin zu bleibendem Funktionsverlust. Nicht nur die Muskeln schwinden, und die Gelenke werden steif, auch die Gehirnsubstanz nimmt nachweisbar in den nicht regelmäßig aktivierten Gebieten ab. Einschränkungen im Seh- oder Hörbereich ziehen einen Abbau derjenigen Hirnstrukturen nach sich, die für die Verarbeitung der Lichtwellen zu Seheindrücken oder für die Verarbeitung von Schallwellen für das Hören verantwortlich sind. Die geschrumpfte Hirnsubstanz lässt sich durch **gezieltes** und **regelmäßiges Üben** zumindest teilweise wiederaufbauen. Eindrucksvoll ist das Beispiel eines meiner Freunde, eines Bildhauers, der vor mehr als zwanzig Jahren ertaubte.

**Fitnesstraining für die Hirnzellen: der ertaubte Bildhauer**
Mein Freund, der Bildhauer, konnte sehr gut von den Lippen ablesen, deshalb hielt man seine Hörfähigkeit für nur „eingeschränkt". Das dachte er auch selbst. Die genaue Prüfung durch den Ohrenarzt ergab jedoch, dass er völlig ertaubt war. Häufig traten folgenschwere Missverständnisse auf. Der Freund wurde misstrauisch, und er hatte depressive Phasen. Wiederholt scheiterte er, besonders in der Partnerschaft. Seine Kunst gab ihm jedoch hinreichend Hoffnung, dass es sich lohne, aktiv am Leben teilzunehmen. Schließlich war er bereit, sich im Bereich des Warzenfortsatzes hinter dem Ohr einen winzig kleinen Computer einoperieren zu lassen (ein sogenanntes Cochlea-Implantat). Gleich nach der Operation hörte er wieder. Aber er **verstand** das Gehörte **nicht**. Die Hirnzellen, die die Schallwellen für den Höreindruck zu verarbeiten hatten, waren durch den jahrelangen Nichtgebrauch funktionsuntüchtig geworden. Über Wochen und Monate und auch heute, nach sechs Jahren noch, übt der Freund regelmäßig und absolviert eine Art Aufbau- und Fitnesstraining für seine Hirnzellen. Jetzt kann er sich wieder unterhalten und sogar telefonieren. Über seinen Krankheitsverlauf sagte er: „Alles Hoffen

nützt nichts. Man muss üben, immer üben und sich helfen lassen. Aber ohne Hoffen wäre ich noch heute taub. Ich fühle, wie ich innerlich hoffe. Da fällt mir das Üben leichter. Hoffen gibt Kraft."

**Liebevolle Mühe überwindet Hoffnungslosigkeit: „Und jetzt geht der Pflegefall nach Hause"**

Sisyphos weist als Metapher über die Physiologie hinaus. Auch die Seele, der Kern, der **„Lebensnerv"**, muss in Übung bleiben: Wir müssen einander begegnen, miteinander sprechen, Haut und Gemüt berühren, die Berge und das Meer besuchen. Ohne Ansprache, **ohne An-Regung, unberührt, vereinsamt der Mensch** und kann dann, wie im folgenden Beispiel, auch ohne schwerwiegende Krankheit oder Behinderung zum Pflegefall verkümmern.

Eine Krankenschwester unserer Klinik setzte sich dafür ein, dass wir einen ihr gut bekannten ehemaligen Kinderarzt übernahmen, der in einem anderen Krankenhaus als Pflegefall dahindöste. Als der 74-Jährige zu uns kam, war er matt und apathisch. Schwerwiegende Krankheitsbefunde oder -symptome fanden sich bei der Untersuchung nicht, dennoch sprach der Patient nur das Allernötigste, wollte nicht aus dem Bett und nichts essen. Was war geschehen?

Nach einem grippalen Infekt ein halbes Jahr zuvor war der alleinlebende Mann nicht mehr auf die Beine gekommen. Kinder und andere Verwandte kümmerten sich kaum um ihn und schoben ihn schließlich ins Krankenhaus ab. Medizinisch ein uninteressanter Fall, man beschränkte sich auf die Grundversorgung. Der Patient dämmerte dahin – ein Pflegefall.

Mit liebevoller Mühe und Geduld sprachen vor allem unsere Pflegekräfte und Physiotherapeuten den Patienten an, **übten mit ihm und forderten ihn** zur aktiven Mitarbeit auf. Schon nach einer Woche konnte er in den Speisesaal gehen, wo er weitere Ansprache fand. Als ihn nach vierzehn Tagen erstmals zwei Angehörige besuchten, zeigten diese sich irritiert von seinem guten Zustand; sie hatten mit einem Pflegefall gerechnet. Wie unsere Krankenschwestern ungeniert vermuteten, lag ihnen wohl die Frage auf den Lippen: „Dürfen wir auf das Schlimmste hoffen, oder müssen wir mit Besserung rechnen?"

Nach drei Wochen, am Entlassungstag, kam der pensionierte Kinderarzt im hellen Anzug, weißen Hemd und mit altmodischer Krawatte ins Stationszimmer. Er habe sich in einem schönen, wenn auch etwas teuren Seniorenheim angemeldet. Die Sozialarbeiterin habe ihm bei den Formalitäten geholfen. Er werde jetzt zweimal pro Woche zur ambulanten Physiotherapie gehen, und – sein Hals wurde über dem weißen Kragen rot – er habe eine Kreuzfahrt gebucht. Das hätten seine Verwandten ihm immer ausreden wollen, wie auch das Seniorenheim. Dafür sei er doch viel zu krank, und das koste auch sehr viel Geld. Der Doktor gab allen die Hand, drückte die Krankenschwester, die die Verlegung in unsere Klinik veranlasst hatte, fest an sich, und sagte: „Das Taxi ist bestellt. Meine Leute haben ja viel Arbeit …" Und nahezu triumphierend, während er der Krankenschwester einen Blumenstrauß überreichte: „Und jetzt geht der Pflegefall nach Hause."

## 10.6  Sisyphos als Vorbild für Glück im Leben

Sisyphos schleppt den Stein auf den Berg. Von dort rollt der Stein ins Tal zurück. Sisyphos schleppt den Stein wieder auf den Berg. Der Stein rollt wieder ins Tal. Erneut schleppt Sisyphos den Stein auf den Berg, und erneut rollt der Stein zurück. Immer und immer wieder die gleiche Schlepperei und immer, immer wieder das gleiche Zurückrollen des Steines. In dieser unnützen Arbeit gibt es **keinen Sinn** und auch **keine Hoffnung**, dass sich etwas ändern könnte, wodurch sich ein Sinn ergäbe – oder doch? Sisyphos nimmt seine Aufgabe ohne Murren und Klagen auf sich.

Über diesen Sisyphos schreibt der Schriftsteller und Philosoph Camus in seinem 1942 erstmals erschienenen Essay *Der Mythos des Sisyphos*: „Wir müssen uns Sisyphos als einen glücklichen Menschen vorstellen" (Camus 2012, S. 145) – offenbar, weil Sisyphos **keinen Sinn braucht**, um mit seiner Aufgabe oder seinem Leben zurechtzukommen. Camus beruft sich auf Homer, der einst Sisyphos als den Weisesten und Besonnensten unter den Sterblichen erkannt habe. Wie soll man mit gesundem Menschenverstand diese seltsame Vorstellung verstehen? Nur weil Sisyphos keinen Sinn in seiner Tätigkeit und seinem Leben sucht und wohl auch nicht an Sinnfragen interessiert ist, wie sie Kant stellte („Was kann ich wissen? Was soll ich tun? Was darf ich hoffen? Was ist der Mensch?"), ist er ja noch nicht automatisch glücklich oder gar weise und besonnen; einfältig könnte man ihn nennen, von stumpfer oder auch tumber Gemütslage – humorlos.

Natürlich ist der Sisyphos des Essays nicht aus Fleisch und Blut. Er ist eine Gestalt der dichterischen Fantasie, entstanden auf der Grundlage eines griechischen Mythos. Wir suchen uns gern einen geistigen Grundstein im alten Griechenland, wenn wir Denkgebäude schaffen, bei denen wir wissen, wo die Lichtschalter sind. Montherlant, der im Anhang der hier verwendeten 14. Auflage des *Mythos* zitiert wird, betont den **psychischen Aspekt** des Mythos: „die Übereinstimmung der griechischen Mythen mit der intimsten Realität der Seele" (Camus 2012, S. 168).

Camus schuf Sisyphos als mächtige, standhafte Symbolfigur gegen seine, des Autors, Ohnmacht in einer Zeit, in der sein Leben ins Wanken geraten war. Im erwähnten Anhang erfahren wir Einzelheiten für ein besseres Verständnis von Camus' Anliegen. In seiner Sturm- und Drangzeit zwischen dem 23. und dem 27. Lebensjahr hatte Albert Camus schwere Krisen zu bewältigen: Tuberkulose, das Scheitern seiner Ehe, wirtschaftliche Schwierigkeiten, Selbstmordgedanken. Wo konnte er in diesen Turbulenzen Stabilität und Sicherheit finden? Es war seine künstlerische Begabung, auf die er sich verlassen konnte. Und er hatte die Kraft und die Energie, **aus dieser Fähigkeit etwas zu machen.** Er schrieb einen Essay, in dem er Sisyphos „ermächtigte", allen Widrigkeiten zu trotzen und keine Fiktion überirdischer Mächte zuzulassen. Camus verlagerte alles, was ihn in der oben zitierten **intimsten Realität der Seele** bedrückte, auf eine **äußere Bühne**, die Kunst. Dort konnte er experimentieren und gestalten und ausprobieren, als ob es in Wirklichkeit so sei.

Andere Menschen werden in solchen Situationen krank, entwickeln eine Depression oder eine lang anhaltende **traumatische Störung.** Manch einer begeht Suizid. Psychotherapie kann helfen.

Camus „therapierte" sich selbst durch das **Schaffen** und das **Werk.** Der Gestaltungsdrang und die Gestaltungsfähigkeit seines Lebenshungers waren konfrontiert mit dem Lähmenden und der Machtlosigkeit, die von seinen unglücklichen Lebensumständen ausgingen. Der Schriftsteller versetzte das Unfassbare, **sein Unfassbares,** auf die literarische Bühne. Hier konnte er sein Problem durch **Verallgemeinerung** auf das „absurde" Grundproblem alles Lebendigen, die **Endlichkeit trotz aller Anstrengungen,** teilweise neutralisieren. Es blieb jedoch seine gnadenlose Gewissheit, dass das Leben einen tragischen Verlauf nimmt. Die Tragik braucht nur einen ganz kleinen Stups mit dem Daumen, dann rollt sie ohne weiteres Zutun ganz von selbst los wie der Schneeball, der zur Lawine wird. Das Gefühl, nichts dagegen tun zu können, die Ohnmacht, umklammerte Camus wie ein enger Käfig. In dieser größten Not kam ihm sein Genie zur Hilfe. Er ließ die **Tragik des Menschen** von der **Würde des Menschen** überstrahlen.

Camus stellte also hoffnungslose Tragik in einen **anderen Rahmen,** den hoffnungsvollen, stolzen Rahmen Würde. Im psychotherapeutischen Kontext wird diese Technik als **Reframing** bezeichnet. Camus beschreibt seinen Gedankenablauf am Beispiel des absurden Künstlers: Der absurde Künstler wisse, dass weder sein Werk noch er selbst eine Zukunft habe. Das Werk könne an einem Tag zerstört werden, und er (der absurde Künstler) selbst werde eines Tages sterben. Dass die Menschen trotzdem kreativ arbeiteten, schafften, sei „das erschütternde Zeugnis für die einzige Würde des Menschen: die unnachgiebige Auflehnung gegen seine *conditio*, die Ausdauer in einer für unfruchtbar erachteten Anstrengung" (Camus 2012, S. 135).

Das Geheimnis von Camus' „Therapie" besteht auch darin, die richtigen Formulierungen zu finden, die richtigen Worte. Worte sind Konzepte, Anweisungen, wie Tatbestände zu **bewerten** sind und wie Handlungen auszuführen sind. So lassen sich **über Worte Gefühle steuern**. Würde macht rechtwinklig, wie Nietzsche sagen könnte, sie weitet die Brust. Kummer macht krumm, macht die Brust eng.

Dem Wortkünstler Camus ist es mit einer anderen Technik gelungen, den Teil der **Conditio humana**, den wir den tragischen nennen, zu domestizieren. Er hat ihm einen Namen gegeben: das **Absurde.** In früheren Ausgaben des *Mythos* lautete der Untertitel: „Ein Versuch über das Absurde".

Wir haben jetzt eine „Diagnose". Es gilt „nur noch", die Ursachen zu erforschen und die Therapie zu optimieren.

Der lateinische Ursprung des Wortes „absurd" ist weniger anspruchsvoll, aber er beschreibt sehr genau die Situation: **„Absurdus"** ist eine Kombination aus den Wörtern **„absonus"** (misstönend) und **„surdus"** (taub, nicht zu verstehen). Ja, wir mögen das nicht sonderlich, dass das Leben so endet, wie es endet. Wir mögen die Harmonie und nicht die Misstöne. Unser Gehör ist schlechter als das eines Hundes. Die Tauben, schlimmer noch die Schwerhörigen mit einem Rest an Hörfähigkeit, spinnen sich aus Fetzen von Höreindrücken und anderen unklar zu deutenden Signalen ein eigenartiges Hörverstehen. Dann gibt es häufig Missverständnisse und Ärger. Schwerhörige neigen dazu, misstrauisch zu werden. Es ist entspannter, die eigene Taubheit (akustisch und im übertragenen Sinn) zuzugeben, als sich an anstrengenden Turnübungen des Gehirns abzuarbeiten. Der in den USA lehrende Wiener Kybernetiker Heinz von Foerster hat einmal gesagt, es gebe zwei Arten von Fragen: beantwortbare und unbeantwortbare. Mit den unbeantwortbaren Fragen müsse man seine Zeit nicht vergeuden.

Mit Camus' *Mythos des Sisyphos* ist ein Stück Weltliteratur entstanden, letztlich aus den erdigen, ungeformten Baumaterialien des Lebens, die da heißen **Unglück, Unbegreifbares und Unfassbares, unangenehm Misstönendes**. Der Entstehungsprozess des Essays hat die Merkmale einer erfolgreichen Psychotherapie.

In Abschn. 6.5 habe ich über einen schwer traumatisierten Menschen berichtet, der seinen Suizid geplant hatte. Die Liebe seiner Familie, zusätzlich sein **Schaffen**, das Schreiben und das **Werk** seines Buches halfen ihm darüber hinweg und zeigten wie bei Camus einen Weg, wie wieder Zutrauen zum Leben gewonnen werden kann. Die traumatische Vergangenheit kann nicht gelöscht werden, aber es kann gelingen, **mit der Vergangenheit in der Gegenwart zu leben**. Das ist letztlich das Ziel von Traumatherapie (Hüllemann 2019).

Der **therapeutische** Aspekt des Sisyphos-Mythos für Camus wird in ähnlicher Weise wie hier auch im oben erwähnten Anhang des Essays gesehen. Dort heißt es, Camus habe durch das Schreiben dieses Textes eine tiefe Krise **bewältigt**. Er habe sich am Ende mit seinem Helden identifiziert. Ein Biograf habe das so ausgedrückt: „Man muss sich Camus glücklich vorstellen" (Camus 2012, S. 174). Sisyphos' Arbeit sei ein Selbstzweck, der keiner Rechtfertigung bedürfe, genauso wie Schreiben, schöpferisches Tätigwerden, Hoffen. Die Struktur ist vergleichbar mit der einer Traumatherapie.

**Traumatherapie: das SARI-Modell**

Der französische Psychiater, Philosoph und Psychotherapeut Pierre Janet (1859–1947) schuf ein Grundlagenmodell für die Behandlung von Menschen, die infolge eines Traumas Störungen entwickelt hatten. Das Modell wurde später erweitert und eignet sich auch für andere psychische Störungen (vgl. Hüllemann 2019).

Die Buchstaben stehen für:

- **S**afety and Stabilisation (Sicherheit und Stabilisierung),
- **A**ccessing (Zugang zum Trauma erarbeiten und auf einer sicheren Arbeitsebene arbeiten),
- **R**esolving and Restabilisation (Auflösung der traumatischen Erfahrungen und Restabilisierung),
- **I**ntegration and **I**dentity (Integration in die Persönlichkeit, Neuorientierung und Schaffen einer neuen, lebenstauglicheren Identität).

Übertragen wir jetzt das SARI-Modell auf Camus' Arbeit, dann ergibt sich in verkürzter Form:

- **Sicherheit und Stabilisierung** werden erlangt durch Konzentration auf die eigenen stabilen Fähigkeiten und Ressourcen, hier: die künstlerisch-literarische Begabung. Prinzipiell gilt für jede derartige Therapie: zuerst Sicherheit! Die eigenen Fähigkeiten, Stärken und Ressourcen erkennen. Wissen, wo man sich sicher fühlen kann. Wissen, wo man sich auskennt — ein geborgener Ort, ein sicherer Ort.
- **Accessing** heißt, einen Zugang zum Problem finden, an dem Problem arbeiten, und zwar auf der sicheren Arbeitsebene, hier: der des Mythos.
- **Resolving** bedeutet die Auflösung des Problems durch das Schaffen des schriftstellerischen Werks.
- **Integration** entsteht durch Identifikation mit Sisyphos als glücklichem Menschen. Also: „Man muss sich Camus glücklich vorstellen."

Camus' „Therapie" mag abgehoben erscheinen im Glanz des literarischen Werkes. Letztlich ist das **Werk** nicht das eigentliche Heilmittel, aber es unterstützt die Heilung durch die positive Stimmung, die aus dem Erfolg fließt. Das therapeutische Agens ist das Üben, das Schaffen. Üben, üben, üben – lebenslang. Camus' Üben und Schaffen heißt Schreiben. So können wir am Ende Camus als einen erfolgreichen Therapeuten oder Arzt sehen, der für sein Leben durch Schaffen Glück aufbaut. Das Werk lebt losgelöst, eigenständig.

Wenn Schaffen und Üben wesentliche Lebensadern von Hoffen und Glück sind, dann ist es nicht sehr wichtig, in welcher Art geschaffen und geübt wird. Man muss kein Nobelpreisträger sein. **In jedem Menschen steckt ein glücklicher Sisyphos.**

### Camus' Sisyphos: die theologische Sicht

Camus' Deutung des Mythos von Sisyphos wird vom Rektor der Universität Basel, dem Theologen Jan Milič Lochman, als „anderer Schlüssel" zum Verstehen genannt – neben dem theologischen. Warum werden Menschen, hier Ärzte und andere Therapeuten, nicht müde zu helfen, auch wenn Hilfe aussichtslos und im Bewusstsein des Endes eines jeden Lebens „absurd" (wie es Camus nennt) erscheint?

Lochman trug seine Gedanken anlässlich der Staatsexamensfeier 1983 an der Medizinischen Fakultät der Universität Bern als Festrede vor. Er sagte, er könne sich vorstellen, dass Camus' Sisyphos-Modell für manche Menschen lebensnäher und einleuchtender sei als das biblische Modell, denn es entspreche ja nicht nur die ärztliche Alltagssituation, den Stein täglich ein Stück den Todesberg hinaufzuschleppen, um zuletzt doch zu erfahren, dass er zurückrolle, sondern es sei auch ein Gleichnis unserer menschlichen Daseinsbedingung, ehrlich und ohne Illusionen. Als Theologe sah Lochman jedoch als letzte Intention der Sisyphos-Geschichte, dass uns der letzte Stein unseres Lebens abgenommen werde. Die Macht des Todes sei nicht die letzte Macht, unser Werk, unsere Wissenschaft, unsere Leben stünden unter einer bleibenden Dennoch-Verheißung.

## 10.7   Hoffen in den letzten Tagen

Können Menschen noch hoffen, wenn sie **wissen**, dass ihr Leben in wenigen Tagen oder Stunden zu Ende gehen wird? Lochman (s. oben), gibt Hinweise aus der Sicht der Religion. Ich beschränke mich auf meine ärztliche Sicht und Beispiele von schwerkranken Patienten, die ihre letzte Zeit mit einer bewundernswerten frohen Normalität gestalten konnten.

**Schlechte Laune fernhalten**
In meinem Seminar über Lebensmeisterung berichtete ein junger Kollege folgendes Beispiel:

„Soll ich mir meine letzten Tage oder Stunden durch schlechte Stimmung verderben?", habe ein Patient gesagt, der wusste, dass er nur noch wenige Tage zu leben hatte. Der Mann sei voller Metastasen gewesen, aber durch seine unbesorgte, ja fröhliche Stimmung aufgefallen. Der junge Kollege hatte allen Mut zusammengenommen und den Patienten gefragt, wie es ihm gelinge, bei seiner schweren Krankheit immer fröhlich zu sein.

**Wunderbare Zeit im Kreis der Familie**
Bei einem Patienten mit Nierenkrebs konnten wir miterleben, wie die nächsten Angehörigen die Wochen vor seinem Tod gestalteten. Sie saßen lange an seinem Bett, schauten alte Bilder und Briefe gemeinsam an, erzählten einander von Reisen, Festen und überwundenen Schicksalsschlägen. Die letzten Tage im Kreis der Familie seien eine „wunderbare, innige Zeit" gewesen, wie die Witwe später berichtete. Sie wisse nicht, wie sie das Gefühl nennen solle, es sei wie Hoffen ohne Hoffnung, ein starkes Hoffen, auch heute noch (für eine ausführliche Schilderung s. Hüllemann 2013).

**Am letzten Abend kosmetische Pflege**
Sie war eine schöne Frau, 47 Jahre alt. In ihrer rechten Brust war ein kirschkerngroßer Knoten zu tasten. Die Patientin wusste, was das bedeuten konnte. Sie lehnte jede weitere diagnostische Maßnahme ab. Ihre Tätigkeit als Leiterin eines Ausbildungsinstituts für Führungskräfte führte sie fort. Nach wenigen Jahren kam sie wieder in unser Krankenhaus. „Ich werde nun nicht mehr von hier fortgehen." Sie betonte das Verb „gehen". Sie ließ sich nur palliativ behandeln, gegen die (nicht sehr starken) Schmerzen. Eines Tages bat sie die Krankenschwester, eine Kosmetikerin und eine Frisörin zu bestellen. In der folgenden Nacht verstarb die Patientin im Schlaf. Sie sah schön aus, so als habe sie sich auf einen Festabend vorbereitet.

## 10.8   Mythen außerhalb des Theaters keinen Raum geben

Die Menschen dürfen vom Leben **mehr** hoffen, als sie meinen. Auf dem Gebiet der Gesundheit besitzen wir heute ein riesiges wissenschaftlich gesichertes Wissen, das überall zugänglich ist. Wir müssen es „nur" umsetzen – **tun**. So kann Gesundheit erreicht werden. Krankheiten wird vorgebeugt, Erkrankungen werden besser überwunden, der Bewegungsspielraum bleibt länger erhalten.

Manche Menschen leiden, ohne dass sie es müssten. Um weniger zu leiden, müssten sie sich von Glaubenssätzen befreien, vor allem von jenen, die durch Mythen entstehen, insbesondere Mythen von **strafenden Göttern**. Solche Mythen können wie eine ewige Bestrafung auf dem Menschen lasten, der doch die Schönheit und die Lust des Lebens genießen könnte.

Das Leben bringt durch Krankheit und Krieg Leid genug. Warum müssen wir auch noch durch Mythen auf das Leid gestoßen werden? Mythisches Leid fasziniert. Doch glückliche, positive Lebenserfahrung fasziniert auch, vielleicht noch mehr, wie wir z. B. von dem Goldmedaillengewinner Matthias Steiner (s. Kap. 2) und anderen Menschen erfahren haben, deren Geschichten in diesem Buch zusammengetragen wurden. Das mythische Leid müssen wir nicht als Regieanweisung für unseren Alltag verstehen. Mythen-Leid gehört auf die Bühne, in die Oper. Dort kann man sich als Besucher in festlicher „Schutzkleidung" (dunkler Anzug, Abendkleid) vor der bleibenden Leiderfahrung schützen, ein tragischer Held zu sein.

Mythen sind gut, wenn sie als **gezielte Übertreibungen** eingesetzt werden, um Schaden abzuwenden, so wie die Mutter der heranwachsenden Tochter „übertrieben" ins Gewissen redet: „Zieh ein Unterhemd an, bei der Kälte kannst du dir den Tod holen, so wie du angezogen bist."

## Zusammenfassung

Der Mythos des Sisyphos beschreibt nicht nur des Lebens Last, sondern auch das Naturgesetz der menschlichen Physiologie. Wir müssen unseren Körper und unseren Geist üben, üben, üben, sonst verlieren wir deren Fähigkeiten – „use it or lose it".

Beim Sisyphos-Syndrom ist der Glanz der Ziele, die mit großem Einsatz erreicht wurden, herabgedimmt bis zu einer grauen Leere. Im Mythos, wie er in Camus' Sisyphos-Essay ausgeführt wird, ist Sisyphos ein glücklicher Mensch, weil er hofft, übt und schafft. In jedem Menschen, der hofft, übt und schafft, steckt ein glücklicher Sisyphos. Fallbeispiele verdeutlichen, wie wichtig die innere Einstellung ist, damit Tun und Schaffen glücken.

## Literatur

Camus A (2012) Der Mythos des Sisyphos, 14. Aufl. Rowohlt, Reinbek bei Hamburg

Hüllemann B (2019) Einführung in die Traumatherapie. Carl Auer, Heidelberg
Hüllemann KD (2013) Patientengespräche besser gestalten. Carl Auer, Heidelberg
Kirchner F, Michaelis C (1907) Wörterbuch der philosophischen Grundbegriffe. Neubearbeitung von C Michaelis, 5. Aufl. Dürr, Leipzig

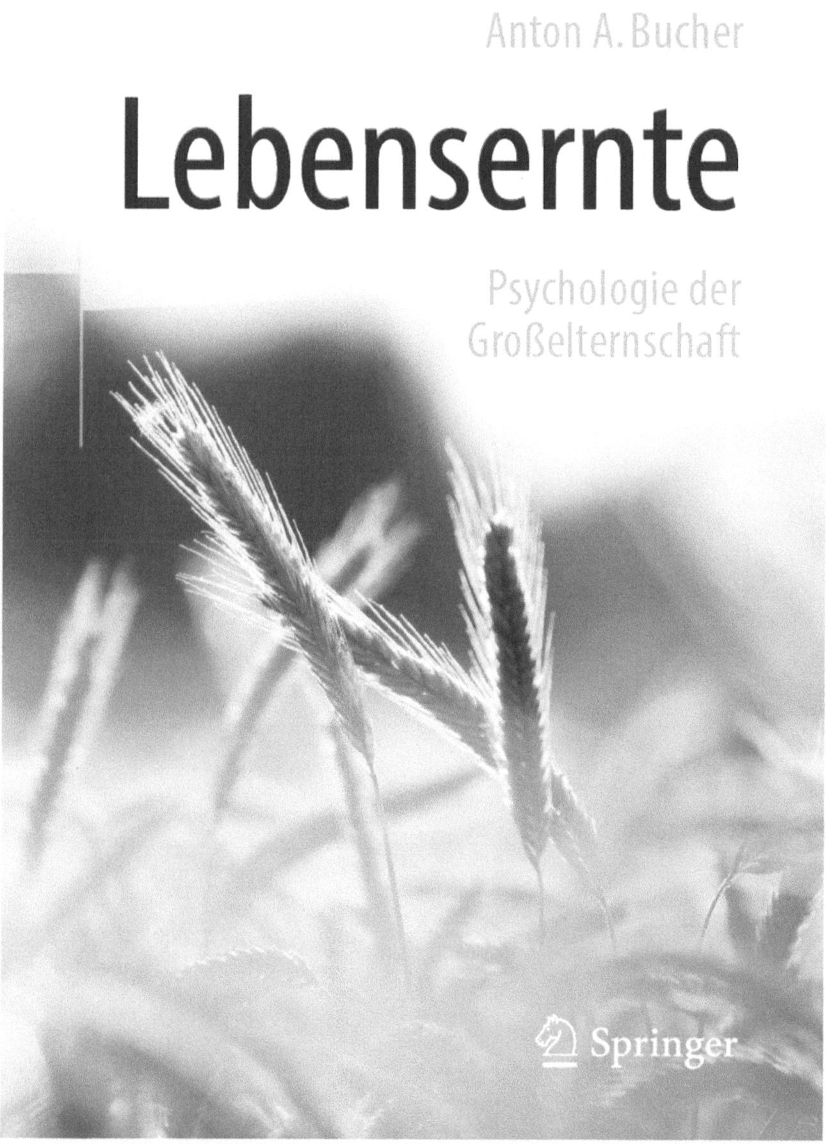